はじめての訪問看護

おさえておきたい心がまえと仕事術

公益財団法人 日本訪問看護財団 編集

中央法規

はじめに

　訪問看護ステーションから訪問看護がはじまったのは1992年からです。1997年から、看護教育基礎カリキュラムの専門科目に「在宅看護論」が創設され、看護学生は訪問看護を学んで卒業するようになりました。訪問看護ステーションの実習では、看護学生の多くが訪問看護の魅力に触れて、将来は訪問看護師になりたいと夢を語ってくれます。

　ところが、この二十数年間、訪問看護師はなかなか増えませんでした。一つには訪問看護ステーションが職員10人以下の小規模事業所が多く、経営の面でも看護の即戦力を必要とし、新卒から約1年かけて育成するような職場環境とは言えませんでした。もっと大きな理由は、訪問看護ができるだろうかという看護師のためらいです。1人で訪問し判断、実施、評価を受けることに不安と自信がないと思いがちなところにもあるようです。皆様、かまえることはありません。本人やご家族の思い・希望をじっくり聴いて、いっしょに療養生活をささえること、つまり看護の原点の実践が訪問看護です。こんなやりがいのあるクリエイティブな看護の分野はありません。在宅看護過程の展開、在宅での看護技術、家族支援、多職種協働などを実践しながら、つまりOJTで学ぶことができるのも訪問看護です。「訪問看護基本テキスト」も2018年末に発刊されています。そのテキストに準拠した「訪問看護eラーニング」も日本訪問看護財団が配信しているので学べる機会はたくさんあります。あとは訪問看護の世界に思い切って一歩踏み入れることです。

　本書は、訪問看護の第一歩を踏み出す看護師の皆様の伴走者として、先輩訪問看護師の体験から構成されています。病院勤務が長いと、地域住民と社会人としての付き合い方が苦手になっているかもしれません。訪問看護をめぐる変化も取り入れて、たとえば、地域包括ケアシステムなど社会的動向を踏まえて、訪問看護に求められている基本的な知識やヒントがみつかる内容としています。

本書の構成の特徴は、訪問看護を行うにあたって、

1．「訪問看護を行う前の心がまえ」として、例えばプライバシーの保護など
2．「訪問看護の仕組み」として、訪問看護の対象、医師やケアマネ

ジャー、介護職員との連携
3．「訪問看護をやってみよう」として、服装や訪問かばんの中身、移動手段、看護計画の立て方、報告書の作成、多職種連携、1日の動き方など
4．「こんなときどうする？」として、茶菓子を出されたとき、ペットのいるお宅などでどう対応するかなどのヒントが満載です。リスクマネジメントにも活用できるでしょう。

　これから訪問看護をはじめようとする看護職員の皆様、訪問看護に従事して間もない新任訪問看護師の皆様、「だいじょうぶよ」と背中をおしてくれる本書のご一読をおすすめいたします。

　本書は、「訪問看護が大好きな仲間を増やしたい」との思いから、当財団の看護職員が日々の業務の傍ら執筆を担当しました。読者の皆様から忌憚のないご意見も頂戴できれば幸いです。

2019年3月　吉日

　　　　　　　　　　　　　　　　公益財団法人日本訪問看護財団

はじめての訪問看護 目次

はじめに

第1章 訪問看護を行う前の心がまえ … 1

1. 訪問看護の魅力 … 2
2. 在宅療養の特徴 … 5
3. 心がまえとして必要なこと … 8
4. 最低限のマナー … 10
5. 訪問看護にみられる倫理的問題 … 12
6. 個人情報保護・プライバシーへの配慮 … 14
7. 事前学習の方法 … 16

第2章 訪問看護の仕組み … 19

1. 訪問看護の対象 … 20
2. 介護保険と医療保険 … 22
3. ケアプラン … 30
4. 指示書をもらって訪問する … 34
5. 利用者と契約を結ぶ … 42
6. 訪問看護計画書・訪問看護報告書 … 46
7. 医師とのかかわり … 50
8. ケアマネジャーとのかかわり … 52
9. 介護職員とのかかわり … 54
10. 病院・クリニックの窓口とのかかわり … 56
11. 地域包括支援センター・行政とのかかわり … 58
12. 知っておきたい制度・報酬について … 60

第3章　訪問看護をやってみよう　63

1. はじめて利用者と出会うとき　64
2. 服装　66
3. 名刺の渡し方　68
4. かばんの中身　70
5. 在宅で使う衛生材料　74
6. あると安心・役立つ物品　78
7. 使用する機材のチェック方法　80
8. 利用者宅へ移動するとき　82
9. 駐車・駐輪の注意　85
10. 利用者宅で注意すべき点　86
11. その人・その家族の習慣・価値観を大切にする　88
12. 朝のミーティングで共有すべきこと　90
13. 事務所に戻ったらすべきこと　92
14. 基本は「報・連・相」　94
15. 関係機関への連絡　96
16. 電話応対の仕方　98
17. 多職種連携の効果的な方法　102
18. 看護目標・看護計画の立て方　104
19. 計画書・報告書等の具体的な書き方　106
20. 効率的な記録の書き方　110
21. 訪問看護の1日の流れ・1週間の流れ・1か月の流れ　116
22. 在宅で「看取る」ということ　118

第4章　こんなときどうする？　125

1. 利用者宅でお茶菓子を出されたら　126
2. 利用者宅でタバコのにおいなどがついてしまったら　128

3	衣服が汚れてしまったら	130
4	わからないことについて質問されたら	132
5	受け持ち利用者との相性があわないときは	134
6	寒い日や暑い日の心がまえは	136
7	利用者宅に遅れてしまいそうなときには	138
8	ペットを放し飼いにしている利用者宅では	140
9	家族から虐待されている利用者を発見したら	142
10	救急車要請の方法を周知するには	144
11	看護師の体調がすぐれないときには	146
12	インフルエンザなどの感染症になったら	147
13	感染症対策としてすべきことは	148
14	食事や休憩をとれる場所を把握するには	150
15	天気が崩れた際の訪問の判断は	151
16	迷惑行為を受けたときの対応は	152
17	交通事故に遭ってしまったら	154
18	グリーフケアとは	156
19	ステーション内で相談したいことができたら	158
20	ヒヤリハットから学ぶ効果的な訪問看護	160
21	他職種とのよりよい関係づくりの方法は	162
22	連絡ノートの活用方法は	164
23	他職種が参加するカンファレンスに臨むときには	166
24	より訪問看護の勉強をしたくなったら	168
25	訪問看護で研究するには	175

おわりに
編集・執筆者一覧

第1章

訪問看護を行う前の心がまえ

1 訪問看護の魅力

たくさんの感動体験ができる

人生をともに歩んでいる！

　突然ですが、2025年問題をご存知でしょうか？　団塊の世代が後期高齢者（75歳以上）に達する2025年を目処に、国民の4人に1人が75歳以上という超高齢社会を迎えるといわれています。これが「2025年問題」です。こうした社会では病院や施設に入院・入所できない高齢者が増え、要介護者も含め自宅で療養せざるを得なくなります。住み慣れた自宅での生活を支えるために、訪問看護が重要な役割を担うことは確かです。

　以前は、"病棟で10年以上経験を積んだから""子育てが終わって仕事に復帰するタイミングだった"などの理由で訪問看護が選択されていたことが多かったと思いますが、現在は違います。新卒時から教育を受けることができる訪問看護ステーションが増え、必ずしも病棟での経験が必要とはされなくなりました。もちろん病棟看護を経験した看護師は、それまで培った病気の知識やケア（オムツ交換や清拭など）の技術も活かすことができます。

　訪問看護は週1～3回、1回1時間程度の短い時間ですが、そのなかで観察やケアを行い、利用者と家族の希望を聴き、どのような生活をしていきたいのか、具体的な計画を一緒に考えていくことができます。望んでいることを実現するために、医師や介護支援専門員（以下、ケアマネジャー）、介護職員（訪問介護員）、薬剤師、理学療法士（PT）、作業

療法士（OT）、言語聴覚士（ST）などと連携します。一人ひとりに深くじっくりかかわることができるため、利用者と家族との信頼関係も築きやすいと思います。利用者がご自身の希望を遠慮なく話してくださるようになると、心を開いてもらえたと感じ、絆が強くなったとひしひしと感じることができます。利用者から「ありがとう」「あなたの顔を見ると安心するわ」などと言葉をかけていただいたときは、「訪問看護をやっていてよかった！」と、日々のパワーの源になることでしょう。

　利用者が穏やかに生活を送ることができるよう見守り、苦痛が最小限になるようにサポートしていく訪問看護は、利用者の生活の一部となり、ともに人生を歩んでいるのだと実感できると思います。

病院と在宅って全然違う!?

　病院での看護は、病気を治すことが優先になるため、治療や検査のための補助技術が多くなります。もちろんそれは重要な看護ですが、検査のための移送や清潔ケアは介護職員や看護補助者が行ってくれることも多いです。日勤で受け持つのは5～7人、夜勤はその倍の患者を受け持つこともあります。そのなかでコミュニケーションを積極的にとり、

コラム　本人の願いを叶える看護

高齢で家族と同居されているAさん。元気な頃はお風呂に入ることが大好きだったけれど、今はベッド上での生活がほとんど。ADL（日常生活動作）や自宅の環境からしても、入浴は無理だろうと思っていました。そうしたなか、先輩の訪問看護師やケアマネジャー、家族と話し合いを重ね、訪問入浴を導入することができました。最初は怖がっていたAさんも、だんだん慣れてきて、「明日はお風呂ですね」と伝えると、「うれしいです」と満面の笑みを浮かべ、今では毎回入浴を楽しみにされています。自分が直接ケアをするだけではなく、"お風呂に入りたい"という願いを叶えることも、在宅ならではの看護なんですね。

ゆっくりと話を聴く時間をつくるのは実際には難しいことです。中堅になるとリーダーとしての業務も増え、おのずと一人ひとりの患者に割ける時間は少なくなります。プライマリー制度で担当が決まっている場合もありますが、日勤や夜勤といった勤務体制による休日もあるため、患者は受け持ち看護師が誰だかわからないことも少なくないと思います。看護師も、もっと患者との時間をつくりたい、話を聴きたいと思っていても、それができないもどかしさを何度も経験しているのではないでしょうか。

　その点、訪問看護では看護師と利用者、家族だけの空間と時間のなかにいます。短い時間ですが、限られた時間だからこそ利用者に真正面に向き合い、ケアやコミュニケーションを図ることができるのです。そうはいっても、訪問看護と聞くと、単独での訪問が多いため、"不安""自信がない"と思われる方も多いのではないでしょうか。単独ゆえに訪問看護師のみる力やアセスメント力は必要になります。訪問看護は生活の場での看護提供なので、病気やケアに加えて、生活を中心とした看護の視点が必要になります。訪問看護師個人のもつ人間力や生活力も、看護の力に大きく影響します。今までの人生で学んだことや経験してきたことが活かされることが多いといえるでしょう。病院看護とは全く違う！と感じることだらけです。私も病棟から転職しましたので、不安な気持ちは経験済みです。その分、難しく大変だけれども、利用者の声を間近で聴くことができるため、やりがいや達成感が素直に実感できて、「もっと勉強しよう！　考えよう！」とやる気につながるわけです。

　利用者や家族の人生を知る、知りたいという思いが大切だと思います。生活を知ることで、その方の大切にしてきたものが見えてきて、感動が得られる瞬間が数多くあります。これは、病院ではなかなか経験することができなかった訪問看護の特権です。

（戸松　慶子）

2 在宅療養の特徴

チームで連携し全力サポート

在宅療養とは

　在宅療養とは、高齢者が住み慣れた自宅や地域で療養しながら長く生活できるよう、また、家族などに囲まれて在宅で最期を迎えることができるように、適切な医療、看護、介護などの支援を行うことです。在宅療養が必要となる場合は、病院から退院した後や自宅にいて病気が進行したときなどさまざまです。在宅での療養生活を支えるために、さまざまな支援者がチームとなって連携し、サポートします。

在宅看護の特徴

●看護の対象

　乳幼児〜高齢者までの全年齢に及びます。そして、利用者だけでなく家族も対象となり、家族への健康管理や介護相談などの看護が必要となります。

●看護の目的

　"在宅"とは生活の場ですから、看護の対象は利用者本人だけでなく、家族も含まれます。看護を行うときには、その人個有の生き方、生活・健康に対する価値観や主体性を尊重しながら、自立支援や自己決定という視点をもち、健康を維持・増進することが目的となります。

●在宅看護の基本
①相手を尊重すること
　利用者の尊厳をまもることを大切にし、"寄り添う"立場で、相手を理解しようとする姿勢が大切です。そのためには、利用者や家族の思いを傾聴し、受け止めるコミュニケーション力を高めることが必要です。
②ケアに対して責任をもつこと
　責任をもつとは抱え込むことではなく、看護のプロとして、利用者や家族に何か問題が起こったときに客観的に全体の状況を判断できることです。また、その際には、自分の判断を利用者や家族もしくは主治医に説明できることも重要です。
③自立支援のために生活をみること
　利用者自身が、自分らしく生活するためにどのようにしたらよいかを、身体的、精神的、社会的になど、多方面から総合的に判断することが重要です。訪問看護では、利用者（家族含む）ができる力を見つけて、その力を引き出すような支援をし、さらに自分自身で健康上の自己管理ができることを目標にします。

　訪問看護師は医療の専門的知識をもって頻回に訪問し、多方面の支援（看護）ができますが、より専門的な対応が必要な場合は、医師・薬剤師・管理栄養士・理学療法士などと連携してよりよいケアを実践します。今の状況で自立に向かってどのような援助を行うか、医師の指示とともに看護の知識と技術を駆使して援助を行います。
④安心感につなげること
　在宅における利用者は「何か起きたときにはどうしたらよいだろう」といった不安を抱えています。24時間いつでも連絡がとれる体制はもちろん必要ですが、予測できる症状や状態、またその対応について利用者や家族に説明しておくことも大切です。利用者の身体状況を丁寧にアセスメントし、利用者の話をよく聴き、予測し、早朝や夕刻に電話をかけて「大丈夫ですか」と状態を確認するなど、予防のための行動をとることが大切です。

⑤利用者・家族との距離を保つ

　プロとしてケアをする以上は、利用者や家族と一定の距離を保つことが基本です。

　担当として1人で毎回訪問するようになると、お互いに気心も知れ、利用者や家族から頼りにされるようになります。しかし、訪問看護師は家族にはなれません。「親身になる」あまりに、のめり込みすぎは要注意です。常々、自分自身のスタンスを明確にしておくことが大切です。

⑥連携について

　在宅看護ではさまざまな場面において連携が必要です。病院からの退院にあたり、病棟看護師や医師との連携、在宅でのかかりつけ医（主治医）やケアマネジャー、他のサービス事業所との連携、行政の担当者などとの連携と多岐にわたります。利用者の状態をよりよくし、その状態を維持するため、利用者のQOLを向上させるためには在宅ケアチームとしてのかかわりが重要です。そのためには普段から、連絡したり相談したりしておく必要があります。利用者を中心に開かれるサービス担当者会議などには積極的に出席し、顔の見える連携を心がけましょう。

　　　　　　　　　　　　　　　　　　　　　　　（高橋　洋子）

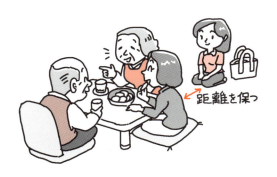

3 心がまえとして必要なこと

体調管理は万全に！

フィジカルコンディションをととのえる！

　まず何よりも大切なことは「自分の体調管理」です。看護師として自分の体調管理がおろそかな人が、はたして利用者の体調を心から真剣に考えることができるでしょうか。訪問看護は利用者の生活の場に出向くという移動が必ず含まれます。電車やバスなどの公共機関、自動車、自転車、徒歩での移動です。暑い日、寒い日、雨の日、雪の日などさまざまです。気温の変化にも対応できるよう、日頃から運動や食事にも気をつかって免疫力を高めておきたいものです。

　在宅療養をしている方のなかにはしばらく外に出ていない方や、ベッド上で長い時間を過ごしている方もいます。そんな利用者に外の風、空気感、季節感を一緒にお届けできる素晴らしい仕事です。自身の体調を万全にして、利用者に元気のお裾分けができるとよいですね。

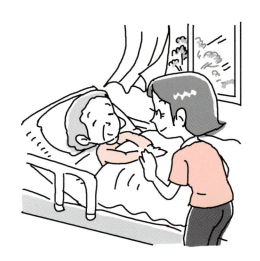

メンタルコンディションをととのえる！

　訪問看護は１回の訪問時間が内容によって異なります。それが週に１回であったり、２回、３回であったり、利用者によっては月に１回、２回という本当に限られた時間のなかで実施しています。その限られた訪問時間でいかに効率よくケアをし、情報収集ができるか、訪問時間以外の時間で考えます。利用者の状況によっては、考えれば考えるほどあれもこれもケアしたいと、悩みは尽きません。だからこそ全力で向き合える、本当にやりがいのある仕事です。

　しかし、思い描いていたケアができないときや、突発的な出来事に最良の対処ができなかったと反省すること、アセスメント力の不足を感じて落ち込むこともあります。病棟やクリニックで働いてきた方は、今まで提供してきた看護が物品不足などでできない場合もあるでしょう。困惑することや不自由さを感じることがあるかもしれません。でも、見方を変えれば、家庭にある物を使い工夫して、代用することで解決します。とてもクリエイティブな仕事です。迷ったり悩んだときは同僚や先輩の力を借りましょう。そして自分なりの気分転換でリフレッシュして、笑顔で訪問先に向かいましょう。　　　　　　（田中　貴子）

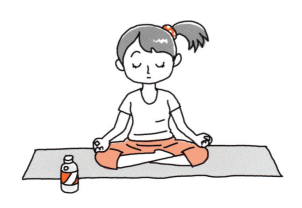

4 最低限のマナー

時間厳守と服装、言葉遣いが肝心

時間厳守

　初回訪問時は約束の時間に絶対に遅れてはいけません。一般的に時間を守れない人はだらしがない、信用できないと考えられてしまいます。今は医療業界もサービス業です。特に訪問看護は利用者の家でサービスを提供するため、第一印象を悪くしてしまうと信頼関係を築くことができず、訪問ができなくなってしまうこともあります。

　訪問先では、訪問時間ぎりぎりまで他の用事がある方もいらっしゃいます。遅刻は厳禁ですが、予定時間より早く訪問することも避けたほうがよいでしょう。ですから、私は初回はできる限り訪問時間ピッタリにインターフォンを鳴らすようにしています。何回か訪問をするうちに利用者ごとの適切な訪問時間がわかります。それがわかったらピッタリでもよいし、少し早めでもかまいません、臨機応変に対応しましょう。

　また、利用者の状態の変化や介護者の状態の変化により、決められた時間内にケアが終わらなかったり、緊急で臨時に他の利用者の訪問をし

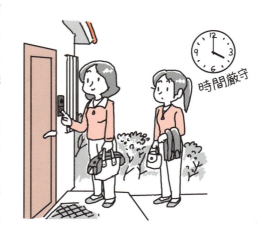

時間厳守

なければならないこともあります。やむを得ず次の利用者の訪問時間に間に合わないときは、前もって必ず連絡をしましょう。

服装

　ユニフォームが決まっている事業所もありますが、自由なところもあります。自由であってもカジュアルなデニムは禁止です。基本的には清潔感があり、動きやすく、襟のあるものがよいとされています（p66、p67参照）。

　意外に大事なのが靴下です。服装にばかり気を取られがちですが、いつの間にか踵や足先が薄くなってガーゼ状態になっていることがあります。時々、チェックしましょう。ガーゼ状態になった靴下を家族に気づかれてしまい靴下をいただく……なんて恥ずかしいこともありました。また、利用者が個々違うように、その家の状態もさまざまです。いわゆる「ごみ屋敷」（そこにはいろいろな虫がたくさん）なんてことも。次の訪問先のお宅に汚れや虫を運ばないためにも靴下の履き替えを持ち歩くことをおすすめします。突然の雨で靴や靴下がビショビショに濡れてしまっても、裸足で家に上がらずにすみます。

言葉遣い

　利用者・家族との会話は当然敬語です。多くの利用者・家族は人生の先輩、さらにお客様でもあります。店員が客に対し、友達口調、いわゆるタメ口で会話をしたら、ぞんざいな扱いを受けたと感じますよね。それと同じことだと思います。

　相槌、話す姿勢も気をつけたいですね。利用者の話を聴いている最中に、つい「うん」「えぇ」と反応してしまいがちですが、「はい」と相槌をうつほうが好ましいです。

（小巻美穂子）

5 訪問看護にみられる倫理的問題

3つのジレンマに気をつけよう

　看護は一人ひとりの利用者の生命と尊厳にかかわる仕事です。
　看護師は看護を提供するときには、それは利用者にとって望ましいことなのか、害を及ぼすことにならないのかを常に慎重に判断して実行しています。

病院での看護との違いにジレンマ

　病院での看護は院内の規則や看護手順、マニュアルなどに添って行われますが、訪問看護では、看護師が利用者の「生活の場」に入って看護を提供しますので、利用者とその家族の歴史やしきたり、習慣にもとづく各家庭のルールに添って看護を行うことになります。それは、利用者ごとに違いがあり、個別性の高い看護の提供が必要になります。そのため、病院で行ってきた看護との違いに戸惑うこともあるでしょう。
　また、訪問看護は1か月の訪問回数や1回の訪問時間に報酬上の制限があり、介護保険が適用される居宅サービスはケアマネジャーの作成するケアプラン（居宅サービス計画）に基づいて行われます。利用者が自宅で生活するために通所介護や訪問介護サービスなども必要となれば、介護度によって決められた支給限度額のなか、利用者の経済状況を考慮した調整が行われ、利用者にとって有益な訪問回数や時間を提案することが難しく、倫理的ジレンマを抱くこともあります。

利用者と家族の板挟みでジレンマ

　訪問看護では、必然的に家族とのかかわりが多くなってきます。利用者本人の意向と家族の意向が違ったときは悩んだりジレンマを感じることでしょう。介護する家族の思いや介護負担を考えたとき、療養者の意向よりも家族の意向を優先してしまうこともあるかもしれませんが、利用者は家族の介護負担を考え、遠慮して自分の意思を伝えないこともあります。利用者の意思を尊重すべきと考えても、介護している家族の存在なしでは利用者が自宅で生活することが難しい場合や、家族の意向を尊重すべきといった現状もあります。

医師をはじめとした多職種連携でのジレンマ

　在宅医療は、医師をはじめ、複数の職種が自身の所属する組織から利用者の生活の場に出向いて、各々の仕事を分業、協働、調整して行います。そのためインフォームド・コンセントの問題や各種サービス間での異なった価値観、ものの見方の違いなどからくる倫理的な問題に直面することがあります。病院のようにすぐにコメディカルも含めた多職種で話し合う機会をもつことができない環境であることを理解しましょう。

【倫理的問題への対処】
①利用者や家族の考えや思いをよく知る
②自分の価値観ではなく相手（利用者や家族）の価値観を尊重する
③相手の思いを知るために傾聴し、積極的なコミュニケーションを図る
④自分１人で抱えこまず、事業所内や関係職種間で倫理的問題について話し合う

（高橋　洋子）

6 個人情報保護・プライバシーへの配慮

秘密を守ることができるのが信頼の証

個人情報とプライバシー保護の重要性

　インターネットやSNSなどが普及している現代では、個人情報が漏洩すると世間に広く知れ渡ってしまうだけでなく、容易に回収できない危険性があります。そのため個人情報やプライバシー保護の重要性はますます高まっているといえます。

　そして、私たち訪問看護師は、病名や検査結果、家族背景や生活歴など、さまざまな個人情報や要配慮個人情報などを日々の業務のなかで数多く取り扱う立場にあります。訪問看護師に向けた個人情報保護法をはじめとする関係法規、厚生労働省による「医療・介護関係事業者における個人情報の適切な取扱いのためのガイダンス」（平成29年4月14日個人情報保護委員会）、それぞれが所属する団体や訪問看護ステーション独自の取り扱い規約など、ステーション内での研修や情報共有をとおして十分に理解し、意識を高め、知り得た情報は適正に取り扱う必要があります。

次の3つのことを意識しましょう

●日常生活との密着性

　訪問看護は、利用者の生活の場に出向いて看護を行うという特徴があります。したがって、病棟やクリニックで患者に接する場合と比較し

て、プライベートな情報を見たり聞いたりする機会が多くなります。これらの情報は、看護師として業務上知り得た情報ですので、適正に取り扱うという意識をもって日々行動する必要があります。

● **他職種との連絡**

訪問看護師は、医師、ケアマネジャー、理学療法士（PT）、介護職員などの他職種や家族に対する報告、または情報共有のために、FAXや電子メールを使用する機会が多くあります。その際、誤送信などのヒューマンエラーが起こらないように、送信前にダブルチェックをする対策が必要です。また、個人が特定されるような氏名、住所、電話番号、生年月日などの情報は一部を伏せ字にすることもあります。

● **地域との密着性**

訪問看護の場合、利用者は、訪問看護ステーションの近隣で生活しています。例えば、利用者の居宅の近くのお店で食事をするときなどにも、利用者を知る人が周りにいる可能性があります。利用者の個人名がわかるようなかたちで利用者の話や仕事の話をすることはやめましょう。特に、お酒を飲むときなどは、発言の内容には注意が必要です。

ナイチンゲール誓詞を思い出してください

「わが任務（つとめ）にあたりて、取り扱えたる人々の私事のすべて、わが知り得たる一家の内事のすべて、われは人に洩らさざるべし」。

どんなに高度情報化社会が発展しても、法律が改正されても、看護師としての基本的な心構えは昔も今も変わりません。

看護師が秘密を守ることができてはじめて、利用者や家族から信頼を得ることができ、安心感を与えることにつながるのだと思います。

（田中　貴子）

7 事前学習の方法

eラーニングにチャレンジしてみよう

　訪問看護は、利用者の生活の場に訪問してケアを提供するため、医療機関で行われる看護とは異なる視点が必要です。また、介護保険や医療保険などの制度のなかで訪問看護を提供していますので、訪問看護の仕組みや訪問看護にまつわる制度なども知識として知っておく必要があります。

体験研修

　訪問看護の仕事をしたいと思ったとき、まずは訪問看護の体験研修をおすすめします。最近は、住まいのある地域の看護協会でも訪問看護ステーションの体験研修を行っている所もありますので、たずねてみましょう。病院に勤めているならば、連携している訪問看護ステーションに直接、体験研修を行っているのか聞いてみるのも1つの方法です。半日〜1日体験することで訪問看護ステーションの1日の流れが理解でき、どのような利用者にどのような看護が提供されているか知ることができます。

訪問看護eラーニング

　訪問看護の仕組みや制度、訪問看護でのケアのポイントや在宅でのケアにおける工夫、訪問看護に必要な視点などについて事前に学習する方

法として、インターネットを使ってパソコンの画面を見て学習する「eラーニング」もあります。訪問看護eラーニングは、訪問看護の基礎的知識が学べる内容になっており、インターネットが利用できるパソコンがあれば、どこでも、いつでも学習できます。また、都道府県の看護協会でも訪問看護師養成講習会が行われていますので、自分に合った学習方法を選んで学ぶことができます。　　　　　　　　　　　　（高橋　洋子）

日本訪問看護財団の訪問看護eラーニング

項　目		内　容
訪問看護概論		訪問看護の役割、介護保険など保健医療福祉制度、訪問看護ステーション開設・運営の基礎、質の評価、訪問看護の倫理など
在宅ケアシステム論		地域包括ケアシステム、多職種連携、ケアマネジメント、在宅移行支援など
リスクマネジメント論		医療安全、個人情報管理、労働災害予防、感染管理、災害対応など
訪問看護対象論		訪問看護の対象（療養者、家族、地域）
訪問看護展開論		訪問看護過程、訪問看護の実際・記録など
訪問看護技術論	訪問看護展開のための知識・技術	療養生活の支援、コミュニケーション、フィジカルアセスメント、リハビリテーション看護、服薬管理など
	医療処置別の知識・技術	経管栄養法、中心静脈栄養法、スキンケアと褥瘡ケア、ストーマケア、腹膜透析、在宅人工呼吸療法など
	対象別の知識・技術	急変時、がん、認知症、精神、小児、難病、エンドオブライフケア

図表や写真・動画を用いた教材で、訪問看護の経験がない人でもわかりやすいようになっています。教材には各章ごとに確認テストがあるので、確実に知識が自分のものになります。

【参考文献】
・日本訪問看護財団eラーニング：https://www.jvnf.or.jp/e-learning/

第 2 章

訪問看護の仕組み

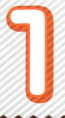

訪問看護の対象

本人も家族も丸ごと支援していく

　訪問看護の対象者は乳幼児から高齢者まで年齢を問わず、在宅にて病気や心身の障がいのために、看護師等による療養支援を必要とするすべての方が対象です。
　ただし、訪問看護の必要性を認めたかかりつけ医から、訪問看護指示書または精神科訪問看護指示書の交付を受ける必要があります。

高齢者への訪問看護

　超高齢社会に向けて、訪問看護では、主に中重度の在宅要介護者や、居住系サービス利用者、認知症のグループホーム入居者の医療ニーズへの対応や認知症の人への対応の強化、人生の最終段階における看護が求められています。そのため、脳血管疾患の後遺症のある方や閉じこもりがちな方（廃用症候群）等の重度化予防、また、専門的な視点による状態アセスメントや評価等を行い、その情報を主治医やケアマネジャー、居宅サービス事業者と共有し、高齢者の安全で安心な療養生活につなげていくことが重要です。

精神障がい者への訪問看護

　精神障がい者への訪問看護は、精神障がいの方のみならず家族への訪問看護が対象となります。対象者の特徴は、自分の訴えや感情等をはっ

きり表現できない場合が多く、心身の健康状態の観察、生活リズムの調整、服薬管理、治療の継続を目的に訪問看護を必要とする場合が多い状況です。そのため、家族からも生活状況等の情報を聞き、関係者と連携し対応していくことが重要です。

小児への訪問看護

医療技術の進歩等を背景として、NICU等に長期間入院した後、引き続き人工呼吸器や胃ろう等を使用し、たんの吸引や経管栄養などの医療的ケアが必要な障がい児（医療的ケア児）が増加しています。そのため、家族とともに自宅での療養生活を継続するために、小児への訪問看護が必要とされます。また、心身の状況に応じた保健、医療、障がい福祉、保育、教育等の各関連分野の支援が受けられるように、療養環境のアセスメントや障害福祉サービスへの連携も重要です。

家族への支援

訪問看護は利用者のケアだけでなく、その家族への支援も重要です。近年、高齢化・核家族化が進み、老老介護が増えるなか、介護者の体調管理も訪問看護の大切な役目です。また、小児においては、若いご両親も多く、わが子の疾患・障がいを受容し、受け入れ、療育をともに相談しながらケアを行う必要があります。また、健常なきょうだいへの支援も忘れてはいけません。利用者だけでなく、家族全体を対象者と捉え、その人々の生活が円滑に行えるよう支援していくことが大切です。

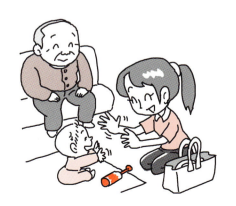

（西村順子）

2 介護保険と医療保険

優先順位は介護保険

　訪問看護は、2000年4月からの介護保険制度の開始により、要介護認定された要介護者等については介護保険が優先にて訪問看護が提供され、それ以外の者に対する訪問看護については医療保険（健康保険、国民健康保険、後期高齢者医療等）にて訪問看護が行われるのが原則です。

介護保険

●対象者

　65歳以上の第1号被保険者、または40歳以上65歳未満の第2号被保険者（初老期における認知症などの16特定疾病、**資料1**）が、介護保険を申請し、介護認定審査により、身体・精神の障がいにより入浴・排泄・食事等の日常生活での基本的な動作について常時介護を要すると見込まれる要介護1～5の状態の者、または日常生活を営むうえで身の回りのこと（身支度、掃除、洗濯、買い物等）に支障があると見込まれる要支援1～2と認定された者が対象となります。

　ただし、要介護者等であっても、①急性増悪にて特別訪問看護指示書の交付があった期間、②がん末期などの厚生労働大臣が定める疾病等（**資料2**）、③認知症を除く（精神科在宅患者支援管理料の算定者は医療保険）精神疾患を有する者またはその家族の場合は、医療保険から訪問看護が提供されます。

　また、入院患者の外泊中に、退院に向けた訪問看護を行う場合は、利

第2章　訪問看護の仕組み

資料1　第2号被保険者（40歳以上65歳未満）で要介護認定によって介護保険が利用できる疾病

第2号被保険者の16特定疾病
①がん（医師が一般に認められている知見にもとづき回復の見込みがない状態に至ったと判断したものに限る）【がん末期】
②関節リウマチ
③筋萎縮性側索硬化症
④後縦靱帯骨化症
⑤骨折を伴う骨粗鬆症
⑥初老期における認知症【脳血管疾患、アルツハイマー病その他の要因に基づく脳の器質的変化により日常生活に支障が生じる程度まで記憶機能及びその他の認知機能が低下した状態】
⑦パーキンソン病関連疾患【進行性核上性麻痺、大脳皮質基底核変性症及びパーキンソン病】
⑧脊髄小脳変性症
⑨脊柱管狭窄症
⑩早老症【ウェルナー症候群等】
⑪多系統萎縮症【線条体黒質変性症、シャイ・ドレーガー症候群、オリーブ橋小脳萎縮症】
⑫糖尿病性神経障害、糖尿病性腎症及び糖尿病性網膜症
⑬脳血管疾患【脳出血、脳梗塞等】
⑭閉塞性動脈硬化症
⑮慢性閉塞性肺疾患【肺気腫、慢性気管支炎、気管支喘息、びまん性汎細気管支炎】
⑯両側の膝関節又は股関節に著しい変形を伴う変形性関節症

※アミかけの疾病は介護保険の利用者でも訪問看護は医療保険の扱いになる疾病等
（日本訪問看護財団：2018年版　訪問看護関連報酬・請求ガイド、p89、2018年）

資料2　厚生労働大臣が定める疾病等

（介護保険）末期の悪性腫瘍その他別に厚生労働大臣が定める疾病等 （医療保険）特掲診療料の施設基準等別表第7に掲げる疾病等の者
①末期の悪性腫瘍
②多発性硬化症
③重症筋無力症
④スモン
⑤筋萎縮性側索硬化症
⑥脊髄小脳変性症
⑦ハンチントン病
⑧進行性筋ジストロフィー症
⑨パーキンソン病関連疾患（進行性核上性麻痺、大脳皮質基底核変性症、パーキンソン病（ホーエン・ヤールの重症度分類がステージ3以上であって生活機能障害度がⅡ度又はⅢ度の者に限る））
⑩多系統萎縮症（線条体黒質変性症、オリーブ橋小脳萎縮症、シャイ・ドレーガー症候群）
⑪プリオン病
⑫亜急性硬化性全脳炎
⑬ライソゾーム病
⑭副腎白質ジストロフィー
⑮脊髄性筋萎縮症
⑯球脊髄性筋萎縮症
⑰慢性炎症性脱髄性多発神経炎
⑱後天性免疫不全症候群
⑲頸髄損傷
⑳人工呼吸器を使用している状態

※介護保険の利用者でも訪問看護は医療保険の扱いになる疾病等
（日本訪問看護財団：2018年版　訪問看護関連報酬・請求ガイド、p89、2018年）

用者が要介護者等であっても、医療保険の訪問看護となります。

●介護保険申請について

前述の対象者が介護保険の利用を希望する場合は、

①市区町村の介護保険担当窓口にて介護認定の申請を行います。

②市区町村担当者が申請者と面談し認定調査を行います。

③認定調査の結果と主治医意見書を元に介護認定審査会にて介護度が決定されます。

④要介護者は居宅介護支援事業所、要支援者は地域包括支援センターにてそれぞれケアプランの作成を行います。そのケアプランに沿い、さまざまなサービスが開始されていきます。

(参考) 支給限度基準額（利用できる上限単位）

介護度	単位	
要支援　1	5,003 単位	予防給付（介護予防訪問看護費）
要支援　2	10,473 単位	
要介護　1	16,692 単位	介護給付（訪問看護費）
要介護　2	19,616 単位	
要介護　3	26,931 単位	
要介護　4	30,806 単位	
要介護　5	36,065 単位	

※1単位は、訪問看護の場合、1級地：11.40円からその他：10円まで地域差がある。
(日本訪問看護財団：2018年版　訪問看護関連報酬・請求ガイド、p13、2018年)

※支給限度基準額は2019年10月1日に改定される予定です。詳細は当財団ホームページ（https://www.jvnf.or.jp/）の「新着情報」をご確認ください。

●訪問看護導入までの流れ

①利用者・家族、またはケアマネジャーより訪問看護の依頼を受けます。

②利用者・家族に主治医への訪問看護指示書の依頼の有無を確認します（利用者、または家族が依頼するのが原則ですが、訪問看護師やケアマネジャーが連携することも多いです）。

③主治医からの指示書を確認し、訪問看護導入が決定したら、利用者に

契約書の説明を行い承諾を得ます（管理者が行うことが多いです）。
④訪問看護師はケアマネジャーの立てたケアプランに沿った「訪問看護計画書」を作成します。
⑤訪問看護計画書は利用者に説明し同意を得る必要があります。
⑥ケアプランに沿って訪問看護が開始となります（適宜、関係機関との連携を行います）。

医療保険

●対象者
①40歳未満の者
②40歳以上65歳未満で16特定疾病（**資料1**）に該当しない者
③40歳以上65歳未満で16特定疾病であっても要支援・要介護に該当しない者
④65歳以上で要支援・要介護に該当しない者（介護保険を利用していない者も含む）
⑤要支援・要介護の認定を受けているが、厚生労働大臣が定める疾患（**資料2**）の者と病状の悪化などにより特別訪問看護指示期間にある者
⑥認知症を除く（精神科在宅患者支援管理料の算定者は医療保険）精神疾患を有する者またはその家族
⑦入院患者の外泊中の訪問看護（回数などの制限あり）

●訪問時間・回数等
　基本的には1回の訪問時間は30〜90分、週3日が限度となります。ただし、厚生労働大臣が定める疾患等（別表第7、**資料3**）や特別管理加算（別表第8、**資料4**）の対象者や特別訪問看護指示書の指示期間においては、週4日以上で1日3回以上（難病等複数回訪問看護加算）の訪問看護が可能となります。また、訪問が90分より長くなる場合は延長加算の算定ができます（対象者により週1日または週3日の制限があり

ます)。

　精神科訪問看護においては、別表7・別表8の対象者であっても訪問回数は週3日が限度となります。ただし、利用者の退院日から3か月以内（退院日は含まれない）においては、週5日を限度として訪問できます。また、急性増悪による精神科特別訪問看護指示書が交付された場合においては診療のあった日から14日間を限度として週4日以上の訪問が可能ですが、1日1回のみの訪問となります（難病等複数回訪問看護加算の対象とはなりません）。

資料3　特掲診療料の施設基準等「別表第7」に掲げる疾病等の者

○末期の悪性腫瘍　○多発性硬化症　○重症筋無力症　○スモン　○筋萎縮性側索硬化症　○脊髄小脳変性症　○ハンチントン病　○進行性筋ジストロフィー症　○パーキンソン病関連疾患（進行性核上性麻痺、大脳皮質基底核変性症、パーキンソン病（ホーエン・ヤールの重症度分類がステージ3以上であって生活機能障害度が⓪度又は⓪度のものに限る。））　○多系統萎縮症（線条体黒質変性症、オリーブ橋小脳萎縮症、シャイ・ドレーガー症候群）　○プリオン病　○亜急性硬化性全脳炎　○ライソゾーム病　○副腎白質ジストロフィー　○脊髄性筋萎縮症　○球脊髄性筋萎縮症　○慢性炎症性脱髄性多発神経炎　○後天性免疫不全症候群　○頸髄損傷　○人工呼吸器を使用している状態の者

※慢性心不全の患者で「在宅人工呼吸指導管理」、「人工呼吸器管理加算の2」を算定している場合は人工呼吸器
（日本訪問看護財団：2018年版　訪問看護関連報酬・請求ガイド、p94、2018年）

資料4　特掲診療料の施設基準等「別表第8」に掲げる者

1	在宅悪性腫瘍等患者指導管理若しくは、在宅気管切開患者指導管理を受けている状態にある者、又は、気管カニューレ若しくは留置カテーテルを使用している状態にある者
2	在宅自己腹膜灌流指導管理、在宅血液透析指導管理、在宅酸素療法指導管理、在宅中心静脈栄養法指導管理、在宅成分栄養経管栄養法指導管理、在宅自己導尿指導管理、在宅人工呼吸指導管理、在宅持続陽圧呼吸療法指導管理、在宅自己疼痛管理指導管理、又は、在宅肺高血圧症患者指導管理を受けている状態にある者
3	人工肛門又は人工膀胱を設置している状態にある者
4	真皮を越える褥瘡の状態にある者
5	在宅患者訪問点滴注射管理指導料を算定している者

（日本訪問看護財団：2018年版　訪問看護関連報酬・請求ガイド、p94、2018年）

●訪問看護導入までの流れ

①利用者・家族、関係機関より訪問看護の依頼を受けます。
②主治医への訪問看護指示書依頼の有無を確認します（利用者・家族が依頼するのが原則ですが、訪問看護師より依頼することも多い）。
③重要事項等の説明をし、申し込み用紙に記入をしてもらいます。

資料5　報酬一覧

1．訪問看護ステーション

2018年4月1日現在

●医療保険　訪問看護療養費（精神以外）

1　訪問看護基本療養費（Ⅰ）
イ　保健師、助産師、看護師、理学療法士、作業療法士、言語聴覚士
　　（1）週3日まで ──────────────── 5,550円
　　（2）週4日目以降 ─────────────── 6,550円
ロ　准看護師
　　（1）週3日まで ──────────────── 5,050円
　　（2）週4日目以降 ─────────────── 6,050円
ハ　緩和ケア、褥瘡ケア又は人工肛門ケア及び人工膀胱ケアに係る専門の研修を受けた看護師（管理療養費なし）　12,850円
2　訪問看護基本療養費（Ⅱ）（同一建物居住者で同一日2人以上の訪問）※2人までは訪問看護基本療養費（特）と同じ報酬
イ　保健師、助産師、看護師、理学療法士、作業療法士、言語聴覚士
　　（1）週3日まで ──────────────── 2,780円
　　（2）週4日目以降 ─────────────── 3,280円
ロ　准看護師
　　（1）週3日まで ──────────────── 2,530円
　　（2）週4日目以降 ─────────────── 3,030円
ハ　緩和ケア、褥瘡ケア又は人工肛門ケア及び人工膀胱ケアに係る専門の研修を受けた看護師（管理療養費なし）　12,850円
3　訪問看護基本療養費（Ⅲ）（外泊中の訪問看護）　8,500円
○特別地域訪問看護加算 ──────── 基本療養費の50／100
○緊急訪問看護加算（診療所及び連携診療所等、在宅療養支援病院の指示） ─────────────────── 2,650円
○難病等複数回訪問加算　2回 ───────── 4,500円
　3回以上 ────────────────── 8,000円
○長時間訪問看護加算：特別管理・特別指示（週1日）、15歳未満で（準）超重症児及び別表第八の対象（週3日）5,200円
○乳幼児加算（6歳未満）───────────── 1,500円
○複数名訪問加算（1人以上の看護職員との同行）
　看護師等と訪問：4,500円（週1日）、准看護師と訪問：3,800円（週1日）、看護補助者と訪問：3,000円（週3日、厚生労働大臣が定める場合は週4日以上訪問可）
　複数回1日1回：3,000円、2回：6,000円、3回以上：10,000円
○夜間・早朝訪問看護加算 ───────────── 2,100円
　深夜訪問看護加算 ─────────────── 4,200円
●特別訪問看護指示書による訪問（1回につき14日）

　　　　　　　　　　　　＋

イ　機能強化型訪問看護管理療養費1
　　①月の初日 ── 12,400円　②2日目以降 ── 2,980円
ロ　機能強化型訪問看護管理療養費2
　　②月の初日 ── 9,400円　②2日目以降 ── 2,980円
ハ　機能強化型訪問看護管理療養費3
　　①月の初日 ── 8,400円　②2日目以降 ── 2,980円
ニ　訪問看護管理療養費（イロハ以外）
　　①月の初日 ── 7,400円　②2日目以降 ── 2,980円
○24時間対応体制加算（1月につき）─────── 6,400円
○退院時共同指導加算（1回、がん末期等は2回）── 8,000円
　特別管理指導加算（特別管理加算の対象のみ）── 2,000円
○退院支援指導加算（退院日）─────────── 6,000円
○在宅患者連携指導加算（月に1回）───────── 3,000円
○在宅患者緊急時等カンファレンス加算（月2回）── 2,000円
○特別管理加算（1月につき）（別表第八）
　在宅悪性腫瘍患者指導管理・在宅気管切開患者指導管理・気管カニューレ・留置カテーテル管理：5,000円、その他：2,500円
○看護・介護職員連携強化加算（特定業務）──── 2,500円

　　　　　　　　　　　　＋

訪問看護情報提供療養費1、2、3（1月につき）── 1,500円

　　　　　　　　　　　　＋

訪問看護ターミナルケア療養費1 ──────── 25,000円
同上2（介護老人福祉施設等で看取り介護加算算定）── 10,000円

※介護老人福祉施設に（一時）入所の末期がん、精神科患者は、指示書により（精神科）訪問看護療養費の算定

●介護保険　訪問看護費・介護予防訪問看護費

イ　訪問看護ステーションの報酬　　（介護）　　（介護予防）
　　（1）20分未満　　　　　　　　　311単位　　300単位
　　（2）30分未満　　　　　　　　　467単位　　448単位
　　（3）30分以上1時間未満　　　　816単位　　787単位
　　（4）1時間以上1時間30分未満　1,118単位　1,080単位
○准看護師の訪問含む場合は所定額の90／100
○理学療法士等は1回20分以上296単位（介護予防：286単位）　1日2回を超えた場合は1回90／100の算定、週6回まで
○同一敷地内建物等の利用者、及びそれ以外の範囲の同一建物の20人以上利用者への訪問看護は所定額の90／100、同一敷地内建物等における50人以上利用者は85／100
○指定定期巡回・随時対応型訪問介護看護等との連携型訪問看護（月1回）──────────────────── 2,935単位
○要介護5の利用者の場合は800単位の加算（月1回）
○准看護師は所定額の98／100を算定
○特別指示等医療保険の訪問看護期間は97単位／日の減算
○要介護5の変更、短期入所利用者等は日割り計算
○サービス提供体制強化加算（1月につき）────── 50単位

　　　　　　　　　　　　＋

○夜間・早朝加算 ───────────── 単位数の25%
○深夜加算 ────────────────── 単位数の50%

　　　　　　　　　　　　＋

○複数名訪問加算（Ⅰ）　　イ　30分未満　254単位
　　　　　　　　　　　　　ロ　30分以上　402単位
○複数名訪問加算（Ⅱ）　　イ　30分未満　201単位
　（看護補助者との同時訪問）ロ　30分以上　317単位

　　　　　　　　　　　　＋

○長時間訪問看護加算 ─────────────── 300単位

　　　　　　　　　　　　＋

○特別地域訪問看護加算 ───────── 単位数の15%（回）
　（離島等に該当する地域における事業所）

　　　　　　　　　　　　＋

○中山間地域等にある小規模事業所の加算：単位数の10%

　　　　　　　　　　　　＋

○中山間地域等への訪問看護提供加算：単位数の5%

　　　　　　　　　　　　＋

○緊急時（介護予防）訪問看護加算（1月につき）574単位
※緊急訪問は所要時間に応じた単位数を算定（2回目以降の夜間及び早朝加算・深夜加算の算定可）

○特別管理加算（Ⅰ）（1月につき）
　在宅悪性腫瘍患者指導管理、在宅気管切開患者指導管理、気管カニューレ・留置カテーテルを使用している状態　500単位
○特別管理加算（Ⅱ）（1月につき）その他 ────── 250単位

　　　　　　　　　　　　＋

○初回加算（新規利用者）（月1回）　300単位
　又は退院時共同指導加算（1回、特別管理2回）　600単位

　　　　　　　　　　　　＋

○看護・介護職員連携強化加算（特定業務）　250単位

　　　　　　　　　　　　＋

○ターミナルケア加算　2,000単位
※医療保険の訪問看護との通算可、介護予防訪問看護費は算定なし

　　　　　　　　　　　　＋

◎サービス提供体制強化加算 ────────── 1回につき6単位

　　　　　　　　　　　　＋

○看護体制強化加算（Ⅰ）（1月につき）─────── 600単位
○看護体制強化加算（Ⅱ）（1月につき）─────── 300単位
○看護体制強化加算（介護予防）（1月につき）──── 300単位
　※ハ以外の加算

※1単位は1級地11.40円〜その他10円まで地域差がある
◎は区分支給限度基準額の枠外加算となる

（日本訪問看護財団：2018年版　訪問看護関連報酬・請求ガイド、p74、2018年）

④訪問看護計画書を作成し、計画に沿って訪問看護を開始します。

● **医療保険における訪問看護のポイント**

①医療保険はケアマネジャーがいないため、利用者のケアだけでなく、利用者・家族の生活状況も含め、訪問看護師が中心となりアセスメントする必要があります。

②保健・医療・福祉のサービスを理解し、利用者等がよりよい在宅生活が送れるよう、カンファレンスや情報提供により関係機関と連携しながら看護にあたる必要があります。

③訪問看護計画書においても、アセスメントツールなどを利用し、利用者の全体像をとらえ、客観性かつ個別性のあるプランを立てることが重要です。

④診療報酬に対する理解も必要で、訪問看護基本療養費、訪問看護管理療養費はもちろん、いろいろな加算についても理解しておく必要があります（**資料5**）。難病等の公費負担の理解も必要です。

※医療費助成対象疾病（指定難病）は難病情報センターのホームページをご覧ください。

難病情報センター：http://www.nanbyou.or.jp/

（西村　順子）

（参考）医療保険と介護保険の訪問看護制度のまとめ

	医療保険の訪問看護 （※精神科訪問看護以外）	介護保険の訪問看護
指示書の交付	患者の同意を得て交付	患者の同意を得て交付
利用者	居宅の傷病者（介護保険の訪問看護非該当者）	居宅の要支援者・要介護者で、ケアプランに位置づけられた者
主治医	当該患者を診療する保険医	当該患者を診療する保険医
訪問看護提供者	保健師、助産師、看護師、准看護師、理学療法士、作業療法士、言語聴覚士、（看護補助者）	保健師、看護師、准看護師、理学療法士、作業療法士、言語聴覚士、（看護補助者）
訪問看護の時間	1回当たり概ね30分～1時間30分	20分未満、30分未満、30分以上1時間未満、1時間以上1時間30分、理学療法士等は20分以上/回、週6回まで
訪問看護の回数	原則週3日、ただし別表7、8、特別訪問看護指示期間は週4日以上で1日3回以上の訪問可	支給限度額内で、ケアマネジメントの結果、ケアプランへの位置づけで決定
複数名訪問加算	30分を超える時間 看護職員等、准看護師、看護補助者により単価が変わる	1回につき30分以上と30分未満で単価が変わる 職種による違いはない
報酬の単位	○○○○円	○○単位　（1単位は11.40円～10円）

第2章　訪問看護の仕組み

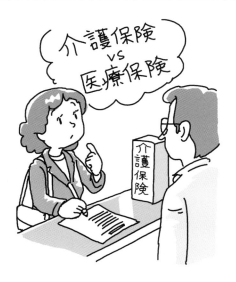

コラム　介護保険への切り替えを忘れてしまった…

　Bさんは30歳代で自閉症があり、母親と2人で生活をしていました。
　既往の糖尿病が悪化し、生活状況の観察、食事コントロール、内服管理、運動療法等の目的で訪問看護が医療保険にて導入されました。訪問当初から糖尿病の進行にて視力低下があり、生活全般を高齢の母親が担っている状況でした。週3回の訪問を行い、全身状態の観察、内服確認、30分程度の運動療法、食事内容の確認などを行いました。看護師が訪問しない日は訪問介護にて、ほぼ毎日運動療法が行えるよう関係機関で連携し援助を行っていました。しかし、視力は徐々に低下し、糖尿病性網膜剥離の診断がつきました。
　Bさんが40歳になった頃、医療保険請求元より「なぜBさんは医療保険にて訪問になっているのか」との問い合わせがありました。糖尿病性網膜剥離の疾患名が第2号被保険者の16特定疾病に入っていることに気がつかず、介護保険への切り替えの手続きをしていなかったのです。早急にケアマネジャーに相談し、介護保険申請を行いました。今回の事例においては、10年以上の長い期間の訪問であったことや通所等のサービスの拡大に結びつけなかったこと、また、重度心身障害者医療費助成制度により利用者負担がないことから、介護保険の変更ができませんでした。Bさんの自立に向けた療養生活の支援を行うためにも、適切な保険制度の活用や関係機関との連携の重要性を痛感しました。

3 ケアプラン

訪問看護サービスはケアプランと連動

　ケアプラン（居宅サービス計画書）は、要介護者に対しては居宅介護支援事業所のケアマネジャーが立て、要支援者に対しては、原則として要支援者の住居地の地域包括支援センターの担当者が介護予防ケアプランを立てます。ただし、中立性・公平性の担保を前提として、居宅介護事業所に業務の一部を委託することができます。

居宅サービス計画書・週間サービス計画表

　その内容は、利用者の心身の状況・環境・利用者や家族の希望を勘案し、「居宅サービス計画書（1）」「居宅サービス計画書（2）」「週間サービス計画表」が作成されます。「居宅サービス計画書（1）」においては、利用者や家族の生活に対する意向、総合的な援助の方針等の記入がされ、「居宅サービス計画書（2）」では、生活全般の解決すべき課題（ニーズ）、長期・短期目標と達成時期、サービス等の種類や内容・担当者、サービス提供の期間・頻度などの記入がされます。「週間サービス計画表」は1週間のサービス内容と1日の生活状況がわかりやすい表になっています。

ケアプランに連動した訪問看護計画を

　訪問看護師は、ケアプランに沿って、訪問看護計画書を作成し、利用

第2章 訪問看護の仕組み

第1表　　居宅サービス計画書（1）

初回・紹介・継続　　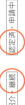認定済・申請中

利用者名	○○ △△子 殿	生年月日	昭和12年○月△日	住所	東京都○○区○○

居宅サービス計画作成者氏名　○○ △△

居宅サービス計画作成事業者・事業所名及び所在地　○○居宅介護支援事業所　東京都○○区○○

居宅サービス計画作成（変更）日　０○○○年4月1日　　初回居宅サービス計画作成日　2010年△月□日

認定日　○○○○年3月15日　　認定の有効期間　○○○○年4月1日～××××年3月31日

要介護状態区分	要介護1・要介護2・要介護3・要介護4・要介護5
利用者及び家族の生活に対する意向	（本人）皆さんに大変よくしてもらって、子どもたちもいろいろしてくれるので助かっています。看護師さんやヘルパーさんに今までどおり助けてもらいながら生活していきたいです。ころばないように注意しながら、できることはできるだけ自分で行いたい。 （家族）家族でできるだけのことは協力していきますが、それぞれの生活もあるので毎日行くことは難しいです。デイサービスも続けながら、薬の飲み忘れがあるので看護師さんやヘルパーさんにも手伝ってもらいながら、今の生活が継続できればよいと思います。
介護認定審査会の意見及びサービスの種類の指定	
総合的な援助の方針	・定期的な通院や服薬管理、体調確認を行いながら、体調の急変や悪化が防止できるようにします。 ・歩行や運動の機会をもち、筋力が少しでも維持できるようにします。 ・安心できる環境で入浴を行い、清潔の保持ができるようにしていきましょう。 ・福祉用具を利用することで、安全、安楽な動作が1人で行えるようにしていきましょう。
家事援助中心型の算定理由	1. 一人暮らし　2. 家族等が障害、疾病等　3. その他（　　　　　）

第2表

居宅サービス計画書（2）

利用者名 ○○ △△子 殿

生活全般の解決すべき課題（ニーズ）	目標				援助内容				
	長期目標	（期間）	短期目標	（期間）	サービス内容	※1	サービス種別	※2	頻度	期間
体調が不安定で不安があるが、できることは助けてもらいながら、大好きなこの家でずっと生活したい	病気の急変や悪化が防止できる	△/4/1～○/3/31	定期の受診や服薬・体調管理ができる	△/4/1～○/9/30	定期の受診・検査・投薬　体調管理・療養相談・主治医との連携・緊急対応　服薬確認	○	医療機関　訪問看護	○○医院　○○ステーション	1回/週	△/4/1～9/30
	定期的に入浴ができ清潔な状況で生活できる	△/4/1～○/3/31	安心できる環境で入浴できる	△/4/1～○/9/30	入浴援助・洗身などの見守り	○	訪問看護　訪問介護　通所介護	○○ステーション　○○園　○○デイサービスセンター	1回/週　2回/週　2回/週	△/4/1～9/30
少しでも今の身体の状態を維持したい	筋力・体力を維持し、転倒することなく過ごせる	△/4/1～○/3/31	定期的なリハビリを続けることができる	△/4/1～○/9/30	運動支援（ストレッチなど）、移動時の歩行介助	○	通所介護	○○デイサービスセンター	2回/週	△/4/1～9/30
					筋力アップ、歩行状況確認	○	訪問リハビリ	○○ステーション	1回/週	△/4/1～9/30
人と話すことが好きで、習い事もしたいので、デイサービスに行って楽しみたい	楽しみをもって刺激のある生活が送れる	△/4/1～○/3/31	同年代の方との交流や習い事、俳句などの習い事を続けられる	△/4/1～○/9/30	他者との交流の場の提供、レクや外出事への参加、習字や俳句など趣味の手掛け	○	通所介護	○○デイサービスセンター	2回/週	△/4/1～9/30
							短期入所生活介護	○○苑	2回/月	△/4/1～9/30

※1「保険給付対象か否かの区分」について、保険給付対象内サービスについては○印を付す。
※2「当該サービス提供を行う事業所」について記入する。

第2章　訪問看護の仕組み

週間サービス計画表

居宅　○○○○

要介護度　要介護2
利用者名　○○　△△子　殿

作成者　○○○○

	月	火	水	木	金	土	日	主な日常生活上の活動
深夜 4:00								
早朝 6:00								起床
8:00								朝食
午前 10:00		通所介護		通所介護				送迎
12:00	訪問看護				訪問介護			買物、調理、掃除など（ヘルパー） 昼食
午後 14:00					訪問リハ			入浴 リハビリ
16:00	訪問介護							
18:00								夕食
夜間 20:00								
22:00								就寝
深夜 24:00								
2:00								
4:00								

医療（○○医院）；定期の受診、投薬、訪問介護（○○○）；必要に応じて回数に変更あり短期入所生活介護（ショートステイ○○苑）；希望時、通所介護（○○デイサービスセンター）；本人の希望に応じて回数の変更あり福祉用具貸与（○○○）；特殊寝台及び付属品、愛の一声；ヤクルト配布（週2回）、民生員；見守り（月1回）

者・家族の同意を得たうえで、訪問看護計画に沿ったサービスを提供しなければなりません。

　また、訪問看護師は、ケアマネジャーを中心に、保健・医療・福祉サービスを提供する者との密接な連携・協働に努めなければなりません。もし、利用者の状態の変化等により、訪問回数の増減や援助内容に追加項目が必要になった場合は、ケアマネジャーに連絡し、ケアプランの修正を行ってもらう必要があります。

（西村　順子）

4 指示書をもらって訪問する

指示書を確認するときのポイント

（精神科）訪問看護指示書とは

　訪問看護では、主治医が交付する訪問看護指示書（p38参照）または精神科訪問看護指示書（p39参照）が必要です。

　（精神科）訪問看護指示書は、利用者やその家族から、主治医に訪問看護利用の希望を話し、診察に基づいて交付されます。利用者が複数の医師にかかっている場合は、利用者に対して主として診療を行う医師が訪問看護の指示を行うのが原則とされています。

　ただし、利用者または家族が、訪問看護指示書の依頼を主治医に伝えることが困難な場合は、ケアマネジャーまたは訪問看護師より利用者の希望を伝え、訪問看護指示書の交付を依頼する場合もあります。

　主治医は、保険医療機関の保険医（介護老人保健施設・介護医療院の医師は退所（院）時１回のみ）でなくてはなりません。また、利用者が公費負担医療を受ける場合は訪問看護ステーションが指定医療機関の指定を受ける必要があります。精神科訪問看護指示書においては精神科を標榜する保険医療機関の精神科を担当する医師でなくてはなりません。

　（精神科）訪問看護指示書は、主治医が指示期間（最長６か月）を決めて発行しますが、利用者の病状等に応じて有効期間が変更されることもあります。また、期間が無記入の場合は１か月間とみなします。

　２か所以上の訪問看護ステーションがかかわる場合は、事業所ごとに指示書の交付を受ける必要があります。

特別訪問看護指示書について

　特別訪問看護指示書（p40参照）は体調の急性増悪、終末期、退院直後などの事由にて、週4回以上の頻回な訪問看護を要する場合、主治医の診察に基づいて交付を受けることができます。期間は診療のあった日から14日を限度として訪問看護を提供することができます。なお、介護保険の訪問看護の場合は、その期間、医療保険の訪問看護の対象となります。また、特別訪問看護指示書は月に1回の交付が原則ですが、厚生労働大臣が定める者（気管カニューレを使用している状態にある者、または真皮を超える褥瘡の状態にある者）は月に2回の交付が可能です。医療保険においては別表7・8（p26参照）の該当者は週3回を超えて頻回な訪問看護が可能であることから特別訪問看護指示書の交付は訪問看護を行ううえでは必要としません。

在宅患者訪問点滴注射指示書について

　点滴を必要とする場合は、主治医の診察に基づいて、週7日を限度として在宅患者訪問点滴注射指示書（p38、p40、p41参照）の交付を受けることができます。7日間で状態の改善がなく点滴の継続が必要な場合は、改めて主治医が診察のうえ、在宅患者訪問点滴注射指示書が交付されます。

【訪問看護指示書を確認するときのポイント】

①訪問看護指示期間の記入があるか。

②現在の状況の装着・使用医療機器等のチェックができているか：チェックがない場合は特別管理加算の算定ができません。

③留意事項および指示事項のチェックができているか：特にⅡ-1リハビリテーションにチェックがない場合、リハビリスタッフの訪問はできません。

④緊急時の連絡先の記入ができているか：緊急対応時に困ることになるので、きちんと確認しておきましょう。

⑤末期の悪性腫瘍患者の訪問の場合は主たる傷病名、病状・治療状態の箇所に末期の診断名が入っているかを確認しましょう。悪性腫瘍の病名だけでは末期扱いにはなりません。

⑥パーキンソン病の場合はホーエン・ヤール（Hoehn-Yahr）重症度分類（ステージ1〜5）と生活機能障害度（Ⅰ〜Ⅲ度）の記入を確認しましょう（**資料1**）。ホーエン・ヤールの重症度分類ステージ3以上であって生活機能障害Ⅱ度またはⅢ度は医療保険での訪問です。

⑦厚生労働大臣が定める疾病等における「人工呼吸器を使用している状態とは」主治医が在宅人工呼吸指導管理料を算定している者が対象となるので確認が必要です。

⑧重度障害児（者）の場合、超重症児（者）・準超重症児（者）の判定の記入があるか確認しましょう（**資料2**）。

⑨介護職員の特定行為における看護・介護職員連携強化加算を算定する場合は、指示書が交付されている訪問介護事業所名と指導・指示内容を依頼する文章の記入の確認をしましょう（介護保険も医療保険も看護内容が同じステーションは24時間対応できるステーションであること。介護職員が立てる計画書・報告書等の助言や居宅において実施状況の確認などの支援が必要です）。

（西村　順子）

資料1　重症度分類

ホーエン・ヤール（Hoehn-Yahr）重症度分類	生活機能障害度
ステージ1　片側だけの障害で、軽度	Ⅰ度
ステージ2　両側性で、日常生活がやや不便	日常生活、通院に殆ど介助を要しない
ステージ3　姿勢反射障害・突進現象があり、起立・歩行に介助を要する	Ⅱ度
ステージ4　起立や歩行など、日常生活の低下が著しく、労働能力は失われる	日常生活、通院に殆ど介助を要する
ステージ5　車椅子移動または寝たきりで全介助状態	Ⅲ度 起立不能で、日常生活は全介助を要する

資料2　超重症児（者）・準超重症児（者）の判定基準

	（スコア）
1．運動機能：座位まで	
2．判定スコア	
（1）レスピレーター管理（毎日行う器械的気道加圧を要するカフマシン・NIPPV・CPAPなどは、レスピレーター管理に含む）	＝10
（2）気道内挿管、気管切開	＝ 8
（3）鼻咽頭エアウエイ	＝ 5
（4）O₂吸入又はSpO₂　90％以下の状態が10％以上	＝ 5
（5）1回／時間以上の頻回な吸引	＝ 8
6回／日以上の頻回な吸引	＝ 3
（6）ネブライザー6回／日以上又は継続使用	＝ 3
（7）IVH	＝10
（8）経口摂取（全介助）	＝ 3
経管（経鼻・胃ろう含む）	＝ 5
（9）腸ろう・腸管栄養	＝ 8
持続注入ポンプ使用（腸ろう・腸管栄養時）	＝ 3
（10）手術・服薬にても改善しない過緊張で発汗による更衣と姿勢矯正を3回／日以上	＝ 3
（11）継続する透析（腹膜灌流を含む）	＝10
（12）定期導尿（3回／日以上）※人工膀胱を含む	＝ 5
（13）人工肛門	＝ 5
（14）体位交換6回／日以上	＝ 3

※各項目に規定する状態が6か月以上継続するする場合に、それぞれのスコアを合算
「基本診療料の施設基準及びその届出に関する手続きの取扱いについて」別添6の（別紙14）
〈判定〉
○超重症児（者）：「1の運動機能が座位までであり、かつ、2の判定スコアの合計が25点以上」
○準超重症児（者）：「1の運動機能が座位までであり、かつ、2の判定スコアの合計が10点以上25点未満である場合」である。※（8）（9）は経口摂取か経管、腸ろうか腸管栄養を選択する。

(別紙様式16)

訪問看護指示書
在宅患者訪問点滴注射指示書

※該当する指示書を○で囲むこと

Check → 訪問看護指示期間（　　年　　月　　日～　　年　　月　　日）
　　　　　訪問看護指示期間（　　年　　月　　日～　　年　　月　　日）

患者氏名		生年月日　明・大・昭・平　　年　　月　　日（　　歳）
患者住所	**Check** ↓厚生労働大臣が定める疾病は医療保険　電話（　　）－	

主たる傷病名　（1）　　　　　　　（2）　　　　　　　（3）

現在の状況（該当項目に○等）

	病状・治療状態	
	投与中の薬剤の用量・用法	1.　　　　　　　2. 3.　　　　　　　4. 5.　　　　　　　6.
	日常生活自立度	寝たきり度　　J1　J2　A1　A2　B1　B2　C1　C2 認知症の状況　　Ⅰ　Ⅱa　Ⅱb　Ⅲa　Ⅲb　Ⅳ　M
	要介護認定の状況	要支援（1　2）要介護（1　2　3　4　5）
	褥瘡の深さ	DESIGN分類　D3　D4　D5　　NPUAP分類　Ⅲ度　Ⅳ度
	装着・使用医療機器等	1. 自動腹膜灌流装置　2. 透析液供給装置　3. 酸素療法（ l／min） 4. 吸引器　5. 中心静脈栄養　6. 輸液ポンプ 7. 経管栄養（経鼻・胃瘻：サイズ　　　、日に1回交換） 8. 留置カテーテル（部位：　　　サイズ　　　、日に1回交換） 9. 人工呼吸器（陽圧式・陰圧式：設定　　　　　　　） 10. 気管カニューレ（サイズ　　　　　） 11. 人工肛門　12. 人工膀胱　13. その他（　　　　　　）

Check ↑ 特別管理加算

Check → 特別訪問看護指示書 交付月2回可

留意事項及び指示事項
Ⅰ　療養生活指導上の留意事項

Ⅱ 1. リハビリテーション

　2. 褥瘡の処置等

　3. 装着・使用医療機器等の操作援助・管理

　4. その他

在宅患者訪問点滴注射に関する指示（投与薬剤・投与量・投与方法等）　**Check** ←麻薬の指示がある場合

Check → 連絡先
緊急時の連絡先
不在時の対応法

特記すべき留意事項（注：薬の相互作用・副作用についての留意点、薬物アレルギーの既往、定期巡回・随時対応型訪問介護看護及び複合型サービス利用時の留意事項等があれば記載してください。）

Check ↑ 連携の必要あり

他の訪問看護ステーションへの指示
　（無　有：指定訪問看護ステーション名：　　　　　　　　　　）
たんの吸引等実施のための訪問介護事業所への指示
　（無　有：訪問介護事業所名：　　　　　　　　　　）

上記のとおり、指示いたします。　　　**Check** ↓指示期間より前の日付
　　　　　　　　　　　　　　　　　　　　　　　　　　　　年　　月　　日
　　　　　　　　　　　　　医療機関名
　　　　　　　　　　　　　住　　所
　　　　　　　　　　　　　電　　話
　　　　　　　　　　　　　（FAX）
　　　　　　　　　　　　　医師氏名　　　　　　　　　　　　印

事業所　訪問看護ステーション　　　　　　　　殿

(別紙様式17)

精神科訪問看護指示書

指示期間（　　年　月　日～　　年　月　日）

患者氏名		生年月日	明・大・昭・平　年　月　日（　　歳）
患者住所	電話（　）－	施設名	
主たる傷病名	(1)　　　　　　(2)　　　　　　(3)		

現在の状況	病状・治療状況	
	投与中の薬剤の用量・用法	
	病名告知	あり ・ なし
	治療の受け入れ	
	複数名訪問の必要性	あり ・ なし
	短時間訪問の必要性	あり ・ なし
	日常生活自立度	認知症の状況　（ Ⅰ　Ⅱa　Ⅱb　Ⅲa　Ⅲb　Ⅳ　M ）

※ 病名告知・治療の受け入れ・複数名訪問の必要性 → **Check**

精神訪問看護に関する留意事項及び指示事項
1　生活リズムの確立
2　家事能力、社会技能等の獲得
3　対人関係の改善（家族含む）
4　社会資源活用の支援
5　薬物療法継続への援助
6　身体合併症の発症・悪化の防止
7　その他

Check 連絡先 →
緊急時の連絡先
不在時の対応法

主治医との情報交換の手段

特記すべき留意事項

上記のとおり、指定訪問看護の実施を指示いたします。

　　　　　　　　　　　　　　　　　　　　　　　　　　　年　月　日

　　　　　　　　　　　　　医療機関名
　　　　　　　　　　　　　住　　　所
　　　　　　　　　　　　　電　　　話
　　　　　　　　　　　　　（ＦＡＸ）
　　　　　　　　　　　　　医師氏名　　　　　　　　　　印
訪問看護ステーション　　　　　殿

(別紙様式18)

特別訪問看護指示書
在宅患者訪問点滴注射指示書

※該当する指示書を○で囲むこと

Check → 特別看護指示期間（　　年　月　日～　　年　月　日）
点滴注射指示期間（　　年　月　日～　　年　月　日）

患者氏名		生年月日	明・大・昭・平　　年　月　日（　　歳）

病状・主訴：

一時的に訪問看護が頻回に必要な理由：

留意事項及び指示事項（注：点滴注射薬の相互作用・副作用についての留意点があれば記載してください。）

点滴注射指示内容（投与薬剤・投与量・投与方法等）

緊急時の連絡先等

上記のとおり、指示いたします。

Check ↓診療のあった日
　　　　年　月　日

医療機関名
電　　話
（ＦＡＸ）
医師氏名　　　　　　　　　　印

事業所　訪問看護ステーション　　　　　　　殿

(別紙様式17の2)

精神科特別訪問看護指示書
在宅患者訪問点滴注射指示書

※該当する指示書を○で囲むこと

> **Check** 特別看護指示期間（　　年　月　日～　年　月　日）
> 点滴注射指示期間（　　年　月　日～　年　月　日）

患者氏名	生年月日　明・大・昭・平　年　月　日 （　　　歳）

病状・主訴：

一時的に訪問看護が頻回に必要な理由：

留意事項及び指示事項（注：点滴注射薬の相互作用・副作用についての留意点があれば記載してください。）
（該当する項目に○をつけてください）
（複数名訪問の必要性　あり　・　なし　理由：　　　　　　　　　　　　　　　）
（短時間訪問の必要性　あり　・　なし　理由：　　　　　　　　　　　　　　　）

特に観察を要する項目（該当する項目に○をつけてください）
1　服薬確認
2　水分及び食物摂取の状況
3　精神症状（観察が必要な事項：　　　　　　　　　　　　　　　　　　　　　）
4　身体症状（観察が必要な事項：　　　　　　　　　　　　　　　　　　　　　）
5　その他（　　　　　　　　　　　　　　　　　　　　　　　　　　　　　　　）

点滴注射指示内容（投与薬剤・投与量・投与方法等）

緊急時の連絡先等

上記のとおり、指示いたします。

　　　　　　　　　　　　　　　　　　　　　　　　　　　　　　年　　月　　日
　　　　　　　　　　　　　　医療機関名
　　　　　　　　　　　　　　住　　　所
　　　　　　　　　　　　　　電　　　話
　　　　　　　　　　　　　　（ＦＡＸ）
　　　　　　　　　　　　　　医 師 氏 名　　　　　　　　　　　　　　　印

事業所　　　　　　　　　　　　　　　　　殿

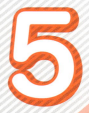

5 利用者と契約を結ぶ

契約時は丁寧な説明を心がけましょう

　介護保険の訪問看護では、利用者に対して適切な訪問看護を提供するために、契約書や重要事項説明書等を作成し、丁寧に説明を行い、訪問看護の提供を受けることについて同意を得なければなりません。

　契約書には、契約の目的、契約期間、訪問看護の内容、訪問看護の利用料、利用料金の滞納、契約終了、賠償責任、秘密保持、苦情対応などについての記載が必要です。また、重要事項説明書には、事業所の概要、運営方針、職員体制、営業日・時間、事故・災害時の対応等についての記載が必要です。

　なお、この契約書は、利用者および訪問看護事業者双方の保護の立場から、署名・捺印されたものを2部作成し、お互いが保管する必要があります。保管期間は、訪問が終了して2年間が原則ですが、都道府県によっては5年のところもあるため確認が必要です。

　医療保険での訪問看護においては、契約書の作成の義務づけはありませんが、重要事項説明書、料金表、個人情報保護等は文書をもって丁寧に説明し、利用者の理解のもと、申し込み用紙に、署名・捺印をいただく必要があります。

（西村　順子）

（利用者・事業者共用）

訪問看護契約書

　　　　　　　様（以下、「利用者」とします）と○○訪問看護ステーション（以下「事業者」とします）は、訪問看護のご利用について次のとおり契約します。

（契約の目的）
第1条　事業者は利用者に対し、介護保険法等関係法のもとに、利用者が居宅においてその能力に応じ自立した日常生活を営むことができるように適正な訪問看護を提供し、利用者は事業者に対してそのサービスにかかる利用料を支払うことを契約の目的とします。

（契約期間）
第2条　この契約期間は　　　　年　月　日〜　　　　年　月　日までとします。
　　　　なお、利用者から契約終了の申し出がない場合は、自動的に更新します。
　　　　※入院・入所等で3か月以上ご利用がない場合は、相談の上契約を終了させていただきます。

（訪問看護の内容）
第3条
　1　事業者は、利用者の希望を聞き、主治医の指示書および居宅サービス計画書に沿って、訪問看護計画書を作成し、利用者およびその家族に説明します。
　2　利用者は訪問看護計画書に沿って、別紙「訪問看護サービスのご案内」のとおりサービスを利用します。
　3　サービスの内容、利用回数等は利用者との合意により変更できます。
　　　事業者は、利用者から訪問看護内容の変更の申し出があった場合は、第1条の規定に反するなど、変更を拒む正当な理由がない限り変更します。

（訪問看護の利用料）
第4条
　1　利用者は介護保険法等関連法に定める料金を支払います。
　2　事業者は利用者から料金の支払いを受けた場合はその領収書を発行します。
　3　事業者は、利用者に料金の変更がある場合は事前に説明し同意を得ます。
　4　事業者は、介護保険法等関連法の適用を受けない訪問看護サービスがある場合は、あらかじめその利用料について説明し同意を得ます。
　5　利用者は利用料の変更に応じられない場合は、事業者に対し文書で通知し契約を解約することができます。

（利用料の滞納）
第5条
　1　利用者が正当な理由無く利用料を3ヵ月以上滞納した場合は、事業者は1ヵ月以内の期限を定めて督促し、なお払わないときは契約を破棄します。
　2　事業者は前項を実施した場合には、利用者担当の介護支援専門員、利用者の居住区である市町村等に連絡するなど必要な支援を行います。

（契約終了）
第6条
　1　利用者は、事業者に対し、5日間以上の予告期間をおいてこの契約の解除ができます。
　2　事業者は、利用者が正当な理由無く又は故意に指定訪問看護の利用に関する指示に従わず、要介護状態等を悪化させた場合、または常識を逸脱す

　　　　る行為をなし、改善しようとしないなどの理由で、契約の目的が達せられ
　　　　ないと判断したときは1ヵ月以内の文書による予告期間をもって契約終了
　　　　とします。
　　3　その他次のいずれかの事由に該当する場合は契約を終了します。
　　　　・　利用者が死亡、入院・入所または転出した場合
　　　　・　利用者の病状、要介護度等の改善により、訪問看護の必要を認め
　　　　　　られなくなった場合
　　　　・　事業者が正当な理由無く適切なサービスを提供しない場合
　　　　・　事業者が守秘義務に反したり、常識を逸脱する行為を行った場合
　　　　・　その他解約せざるを得ない状況が生じた場合
（賠償責任）
第7条　事業者は、訪問看護の提供に伴い、利用者または家族の生命・身体・財
　　　産に損害を及ぼした場合は利用者に対し速やかに損害を賠償します。
（秘密保持）
第8条
　　1　事業者およびその従業員は、訪問看護を提供するうえで知り得た利用者
　　　またはその家族の秘密を守ることを義務とします。
　　2　事業者は、サービス担当者会議等において利用者またはその家族の個人
　　　情報を提供する場合は事前に同意を得ます。
　　3　事業者およびその従業員は退職後も在職中に知り得た利用者またはその
　　　家族の秘密を守ることを義務とします。
（苦情対応）
第9条
　　1　事業者は、利用者またはその家族から苦情の申し出があった場合は速や
　　　かに対応します。
　　2　事業者は利用者またはその家族が苦情申立機関に苦情申し立てを行った
　　　場合、これを理由としていかなる不利益、不公平な対応も致しません。
（連携）
第10条
　　1　事業者は訪問看護の提供にあたり、主治医および介護支援専門員、その
　　　他保健・医療・福祉サービスを提供する者との連携を密に行います。
　　2　事業者は、当該契約の変更または終了に際し速やかに利用者担当の介護
　　　支援専門員などに連絡します。
（契約外条項）
第11条
　　1　利用者および事業者は信義誠実をもってこの契約を履行します。
　　2　本契約に規程のない事項については、介護保険法等関連法の規定を尊重
　　　し、利用者および事業者の協議に基づき定めます。

　　　　契約年月日　　　　年　月　日
　　　　　　事業者
　　　　　　○○法人　訪問看護ステーション名
　　　　　　　　　　　住所
　　　　　　　　　　　訪問看護ステーション管理者氏名　　　　　　印
　　　　　　利用者（又は代理人）
　　　　　　　　　　　住所
　　　　　　　　　　　氏名　　　　　　　　　　　　　　　　　　　印

（日本訪問看護財団監：新版 訪問看護ステーション開設・運営・評価マニュアル　第3版、pp95-96、日本看護協会出版会、2018年）

あったら便利 訪問看護利用申込書の例

年　月　日

申込者	フリガナ	
	氏　名	㊞
	利用者との続柄	

利用者	フリガナ			
	氏　名			
	生年月日	M・T・S・H　　　年　月　日　生（　　歳）		
	住　所	〒		
	電話番号		携帯電話	

家族構成	氏名	続柄	生年月日（年齢）

緊急連絡先	氏　名			
	電話番号		携帯電話	
	氏　名			
	電話番号		携帯電話	

主治医	医療機関名称		フリガナ	
			氏　名	
	住　所	〒	診療科	

〈備考〉

訪問看護ステーション

6 訪問看護計画書・訪問看護報告書

根拠のある客観的な計画書・報告書作成を

　訪問看護計画書および訪問看護報告書は看護師等（准看護師は除く）が、利用者ごとに根拠に基づき作成しなければなりません。また、主治医に定期的（月に1回程度）に提出することとなっています。

訪問看護計画書

　訪問看護計画書（p48、p108参照）は、利用者・家族の在宅療養上のニーズを客観的に把握し、アセスメントを行い、そのニーズを充足させるための、長期目標、短期目標、問題点、具体的な解決策、その他、利用している保健・医療・福祉サービスの利用状況等を記載するものです。介護保険の利用者においては、居宅サービス計画書（p31、p32参照）に沿った訪問看護計画書を作成しなければなりません。計画書は利用者に説明し、同意を得て、利用者に交付しなければなりません。なお、計画に沿ったサービスを提供した結果、利用者のニーズに沿った看護が提供できているか、定期的に評価を行う必要があります。評価後は、訪問看護計画の見直しを行い、より質の高い看護が提供できるよう修正する必要があります。

訪問看護報告書

　訪問看護報告書（p49、p109参照）は、訪問日、提供した看護・リハ

ビリテーションの内容、サービス提供の結果、家庭での介護の状況などを記載します。なお、報告書については、特別訪問看護指示書に基づく訪問看護を行った場合は、症状および心身の状態の変化など、頻回な訪問看護を行う必要性とそれに対して提供した看護内容、サービス提供の結果などを記載しなければなりません。

● リハビリスタッフとの連携について

　訪問看護ステーションの理学療法士、作業療法士、言語聴覚士（以下、理学療法士等）が訪問看護を行っている利用者の訪問看護計画書および訪問看護報告書については、看護職員と理学療法士等が利用者の情報を共有し、連携して作成する必要があります。

● 他の訪問看護ステーションの連携について

　複数の訪問看護事業所により訪問看護が行われている場合については、それぞれの事業所で作成された訪問看護計画書等の内容を共有する必要があります。具体的には訪問看護計画書等を相互に送付し共有する、もしくはカンファレンス等において情報共有する方法などがあります。

衛生材料

　利用者に必要な衛生材料の種類と量の供給を受けることができるよう、訪問看護師は訪問看護計画書に記載し、主治医に提出します。また、使用実績についても訪問看護報告書に記載し、主治医に報告します。医療機関は、提供する衛生材料の必要量を判断したうえで、直接利用者に提供するか、一定基準の届出をしている薬局に依頼を行い、薬局を介して利用者宅に必要な衛生材料の提供が行われます。（西村　順子）

（介護保険）

別紙様式1　　　　　　　　　　　訪問看護計画書

利用者氏名		生年月日	年　　月　　日（　　）歳
要介護認定の状況	要支援（1　2）　　　要介護（1　2　3　4　5）		
住　　所			
看護・リハビリテーションの目標			

年　月　日	問題点・解決策	評価
	Check 医療保険の給付期間は罫線で囲む	.

衛生材料等が必要な処置の有無			有　・　無
処置の内容	衛生材料（種類・サイズ）等	必要量	

備考（特別な管理を要する内容、その他留意すべき事項等）

作成者①	氏名：	**Check** 職種 職種：看護師・保健師
作成者②	氏名：	職種：理学療法士・作業療法士・言語聴覚士

上記の訪問看護計画書に基づき指定訪問看護又は看護サービスの提供を実施いたします。

　　　　　年　　月　　日

　　　　　　　　　　　　　　　　事業所名
　　　　　　　　　　　　　　　　管理者氏名　　　　　　　　印

　　　　　　殿

（介護保険）

別紙様式2　　　　　　　　　　　訪問看護報告書

利用者氏名			生年月日		年　　　月　　　日（　　）歳	
要介護認定の状況	要支援（1　2）　　　　要介護（1　2　3　4　5）					
住　　所						
	年　　月 1　2　3　4　5　6　7 8　9　10　11　12　13　14 15　16　17　18　19　20　21 22　23　24　25　26　27　28 29　30　31			年　　月 1　2　3　4　5　6　7 8　9　10　11　12　13　14 15　16　17　18　19　20　21 22　23　24　25　26　27　28 29　30　31		
	訪問日を○で囲むこと。理学療法士、作業療法士又は言語聴覚士による訪問看護を実施した場合は◇、特別訪問看護指示書に基づく訪問看護を実施した日は△で囲むこと。緊急時訪問を行った場合は×印とすること。なお、右表は訪問日が2月にわたる場合使用すること。					
病状の経過						
看護・リハビリテーションの内容						
家庭での介護の状況						
衛生材料等の使用量および使用状況	衛生材料等の名称：（　　　　　　　　　　　　　　　　　　　　　） 使用及び交換頻度：（　　　　　　　　　　　　　　　　　　　　　） 使用量：（　　　　　　　　　　　　　　　　　　　　　　　　　　）					
衛生材料等の種類・量の変更	衛生材料等（種類・サイズ・必要量等）の変更の必要性：　有・無					
	変更内容					
特記すべき事項						

Check
・頻回訪問を行った状態、提供した看護内容、経過を記入
・病状経過など主治医が求めている観察事項などを追加

作成者①	氏名：	職種：看護師・保健師
作成者②	氏名：	職種：理学療法士・作業療法士・言語聴覚士

上記のとおり、指定訪問看護又は看護サービスの提供の実施について報告いたします。

　　　　年　　月　　日

　　　　　　　　　　　　　　　　　　　事業所名
　　　　　　　　　　　　　　　　　　　管理者氏名　　　　　　　　　印

　　　　　　　　　殿

7 医師とのかかわり

主治医とは連絡を密に取り合おう

　在宅では、病院と違って、さまざまな職種やサービス担当者が離れた別の職場に所属しながら連携して、それぞれの立場から利用者や家族の生活にかかわります。そのなかで訪問看護師は、利用者に対する医療的な支援はもちろん、生活上の問題にも深くかかわる職種であるため、関係機関・関係職種内での円滑な情報共有や役割調整を行う重要な役割を担います。

主治医から聞いておきたい情報

　医師は、利用者の疾病に関する診断・治療を行い、必要に応じ、訪問診療・往診を行います。訪問看護が必要な利用者に関しては、主治医が「訪問看護指示書」を訪問看護師に交付します（p34〜p41参照）。「訪問看護指示書」には、利用者の診断名、ステージ（進行度）、治療内容（処方薬剤や医療機器の設定など）、緊急時の連絡先、介護度、日常生活自立度などの情報が記載されています。書面上の情報に加えて、訪問看護を行ううえで確認しておきたい内容を主治医に直接確認します。
　例えば、病歴・治療歴、今後の治療方針や考えられる予後、利用者や家族にどのように病状を説明しているのか、利用者や家族はそれをどう理解しているのか、在宅療養を支援するうえでの課題・注意点などの情報です。特に、医療機器（酸素吸入、人工呼吸器、点滴など）を使用中の場合や、終末期や退院後間もない等で病状が変化しやすい場合には、

医療機器の設定変更など治療の方針の変更や医療機関への入院の判断など、予測される経過について主治医との情報共有は欠かせません。発熱時、疼痛時、看取りの対応など、利用者の病状から考えて今後起こり得る症状や状況を予測しながら、主治医と密に連絡を取り合うことが重要になります。

連携方法

　医師との連絡方法は、診察に同席したり、電話やFAX、最近ではICT（Information and Communication Technology：情報伝達技術）を活用した情報共有や連携方法も開発されています。医師が所属する医療機関（病院・診療所）によって連絡・連携方法は異なるため、各医療機関に合わせた方法を熟知しておくことも必要です。

　医師とのコミュニケーションは時に難しいと感じることもあるでしょう。しかし、医師も1人の人間であり、専門分野、経験、考え方はさまざまです。利用者の医療面をともに支える職種同士、お互いの立場や考え方、専門性を尊重しながら、利用者やその家族にとって最善の方法を話し合えるようなコミュニケーションを心がけましょう。退院時カンファレンスや利用者宅で顔を合わせたり、直接訪問することはもちろん、地域の医療機関・クリニックなどでの研修・講演会には積極的に参加し、日頃から地域の医師と顔の見える関係を築き、話が通じ合える、信頼し合える、連携のとりやすい関係をつくっておくことが重要になります。

（松山千華子）

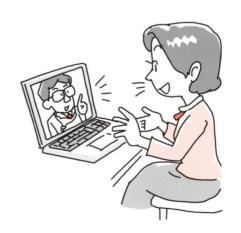

8 ケアマネジャーとのかかわり

顔の見える関係づくりがケアに役立つ

ケアマネジャーの仕事

　ケアマネジャー（介護支援専門員）は、居宅介護支援事業所や訪問看護ステーション、病院・介護保険施設等が併設している居宅介護支援事業所に所属し、介護保険の相談や認定調査を行ったり、介護認定（要介護・要支援認定）を受けた人に必要なサービスを検討してケアプランを作成します。また、利用者の状態の変化に応じて介護度の変更のための手続きも行います。居宅介護支援事業所では、ケアプランを元に居宅サービス事業者やサービス機関との連絡・調整を行い、利用者ごとの支給限度額管理と実績を評価します。

ケアマネジャーと訪問看護師の連携

　介護保険による訪問看護利用の際には、要支援者は地域包括支援センター、要介護者は居宅介護支援事業所のケアマネジャーがケアプラン（p30～p33参照）の作成やサービスの調整、サービス給付費の計算および請求書等を利用者に代わって行います。訪問看護師は、ケアマネジャーが作成したケアプランを確認し、利用者のケアの目標や、サービス担当者に対する利用者と家族の意向、求められているケアの内容を理解したうえで、「訪問看護計画書」（p48参照）を作成して利用者や家族に了承を得てサービスを行います。そして、毎月、利用者の病状の経過

やケア内容等を記載した「訪問看護報告書」（p49参照）を作成してケアマネジャーに提出し、情報交換を行います。訪問看護利用中のキャンセル、緊急・臨時訪問、ケア内容や訪問看護の時間・回数などサービス内容の変更が生じた場合も適宜、ケアマネジャーに報告します。

　サービス開始時やその後も必要に応じて関係者を集め、サービス担当者会議を開いて情報を共有し、サービス内容の検討などを行うこともケアマネジャーの重要な役割です。しかし、利用者の体調や生活上の変化など、関係職種内で情報共有や話し合いが必要だと感じた際には、ケアマネジャーからだけでなく、訪問看護師からも会議の必要性についてケアマネジャーに依頼します。

　ケアマネジャーは介護福祉士など、医療職ではない職種が大部分です。その場合、ケアプランへの訪問看護や医療サービスの組み込みなど医療との連携の課題も指摘されています。こうしたなか、訪問看護師は、利用者の医療・生活両面に深くかかわる職種として、医療に関する助言やケアマネジャーと医師・他サービス担当者との連携における調整役としての役割が期待されています。したがって日頃から地域におけるケアマネジャーとの顔の見える関係づくりが重要です。電話やFAX、メールなどのツールはもちろん、サービス担当者会議や利用者宅、事業所にて直接顔を合わせ、顔の見える関係を築きながら、チームの一員同士、コミュニケーションを図ることが欠かせません。

（松山千華子）

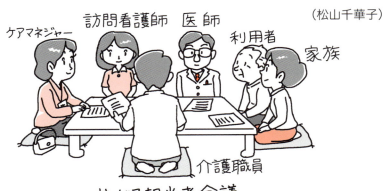

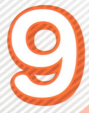

9 介護職員とのかかわり

共有ノート等で情報交換は積極的に

介護職員の仕事

　介護職員は、介護福祉士や介護職員初任者研修修了者で、介護保険法に基づいて利用者宅を訪問し、日常生活で必要な身体介護や生活支援を行います。介護職員は利用者の生活に最も身近な存在なので、利用者やその家族についてさまざまな情報を知っていたり、生活上の問題や心身の細かい変化に気づきやすい職種です。例えば、意識がおかしい、活気がない、身体の動きがいつもと違う、発熱や痛みがある、飲食量が少ない、排尿・排便の異常、皮膚障害や創傷がある、転倒、家族からの虐待などの情報です。それらの情報を介護職員から訪問看護師へ連絡・報告をもらい共有することで、利用者の体調の変化や異常の把握につなげることができます。

介護職員との連携

　介護職員とは退院前カンファレンスやサービス担当者会議などで顔を合わせたり、電話や利用者宅における共有ノートの活用、ケアマネジャーをとおして連携を図ります。連携の際には、医療専門用語や略語などはなるべく控え、わかりやすい言葉に置き換えながら説明することを心がけます。地域でのケア会議や事例検討会、合同の研修会参加なども介護職員と顔を合わせる大切な機会です。さまざまな機会を通じて、

それぞれの職種がどのような考えをもって活動しているのかを理解し、お互いを尊重しながら話しやすい関係をつくっておくことが大切です。

人工呼吸器など医療機器を使用中であったり、四肢を動かせないなど、入浴などの生活援助に複数の介護者が必要な利用者のケアを行う場合、介護職員と訪問看護師が協力して行うこともあります。その際は、訪問看護師は利用者の体調の変化や医療機器に注意を払いながら、安全にケアが行えるよう介護職員に説明や助言を行う必要があります。また、終末期や高齢者など看取りの過程では、介護職員が利用者の急変や死亡に遭遇するなど、不安や戸惑いを覚えることもあります。利用者の体調や予測される症状の変化を介護職員にもあらかじめ説明し、対処方法を相談しながら、いつでも訪問看護師と連絡がとれるようにしておくことも必要です。経過を共有しておくとあわてて救急車を呼ぶことも少なくなります。また、訪問看護師の緊急夜間訪問も減少します。

（松山千華子）

医療専門用語と略語のアレコレ

- 曖気 → げっぷ
- IC → インフォームド・コンセント
- IV → 静脈注射
- アウトリーチ → 手をさしのべる
- 嘔気 → 吐き気
- 穿刺 → 注射針を刺す行為
- エビデンス → 根拠
- 家族歴 → 家族や親族の病歴
- 点注 → 点滴注射
- トランスファー → 移乗動作
- ROM → 関節可動域
- 流涎 → よだれ
- ヘマトーマ → 血腫
- ナルコーシス → 昏睡状態
- 不穏 → 情動不安

10 病院・クリニックの窓口とのかかわり

相談窓口の担当者の名前を確認

相談窓口の担当者

　医療機関ごとに相談窓口は異なります。そこで訪問看護の対象となる利用者にかかわる医療機関の窓口を理解しておくことが、連携の第一歩となります。

　多くの医療機関には、地域連携室や退院支援室、療養相談窓口など地域との窓口となる部門が設置されています。そこでは、医療ソーシャルワーカーや退院支援看護師、事務職員などの職種が働いています。相談できる時間帯や担当者の名前などを確認しておきましょう。また、休診日や夜間の場合は平常時と連絡体制が変わることも多いので、休日・夜間といった緊急時にはどのような連絡方法・手段になるのか確認しておきます。特に、利用者の救急受診・搬送の際には、あらかじめ受け入れ状況などを電話などで確認を入れておく必要もあります。

連絡方法

　病院によっては主治医が外来診察や手術・検査で手が離せない曜日や時間帯がありますし、診療所・クリニックなどでは他患者の診察中や休診時間に当たることもあります。在宅診療専門機関の場合は訪問診察中のこともあります。そのほか主治医が診察や処置中の場合は連絡が取れないこともあるので、その際は電話、FAX、メール、ICT などを活用し

て、医療機関の窓口をとおして連携を図ることになります。

（松山千華子）

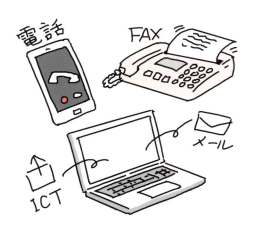

コラム　入院や退院時の連携に関する報酬の算定

　利用者が入院・入所した際は、利用者の同意を得てから、日常生活等の状態や看護に関する情報を「訪問看護の情報提供書（主治医宛）」という書類に記入し、主治医を介して、入院先病院等に提出すると訪問看護情報提供療養費が算定できます。

　さらに、在宅に退院する場合は、病院の医師や看護師等と退院指導を行って、療養生活にかかわる指導内容、退院後の診療の継続に係る指導内容などを記載し、入院患者に文書で渡した際に在宅での訪問看護の初日に退院時共同指導加算が算定できます。スタッフとして日頃から報酬に興味をもち、自分自身が行った看護を報酬として算定できるようになるといいですね。

11 地域包括支援センター・行政とのかかわり

相手の主な業務を知って活用しよう

　訪問看護の対象は、新生児～高齢者までのすべての年齢、疾病・障がいをもち、療養しながら家庭で生活されている方です。利用者本人だけでなく、支えている家族もサポートします。だからこそ、行政等とのかかわりが必要になります。市役所（高齢・障害課）、福祉事務所（福祉関する支援）、保健所（健康、難病支援）、社会福祉協議会等いろいろありますが、本項では地域包括支援センターの活用法を考えます。

地域の高齢者への総合支援窓口：地域包括支援センター

　住み慣れた地域で、自分らしく生活を続けることができるよう、住まい・医療・介護・予防・生活支援が一体的に提供されるシステムを「地域包括ケアシステム」といいます。

　この地域包括ケアシステム実現に向けた中核的な機関として市町村が設置しているのが「地域包括支援センター」です。保健師（または経験豊富な看護師）・社会福祉士・主任介護支援専門員が配置されています。

地域包括支援センターの主な業務

● 総合相談支援業務

　介護保険だけでなく、さまざまな制度や地域資源を活用し、高齢者へ

の総合的な支援を行います。

● **介護予防ケアマネジメント業務**

　総合事業対象者の介護予防ケアマネジメントにより、介護予防・生活支援サービス（掃除・洗濯などの訪問型サービス、運動・レクリエーションなどの通所型サービス）を利用できるようにします。

● **権利擁護業務**

　認知症総合支援事業をはじめ、高齢者の人権や財産を守る権利擁護や虐待防止の拠点として、成年後見制度の活用や虐待の予防・早期発見・対応を行っています。

● **包括的・継続的ケアマネジメント支援業務**

　地域のケアマネジャーの支援や「地域ケア会議」の開催や地域ネットワークづくりの構築を行います。

● **介護予防支援**

　「要支援1、2」の判定が出た高齢者を対象に、「介護予防ケアプラン」を作成します。

＊

　個々の業務を知ることで、かかわり方や活用法がみえてきましたか？要支援者のケアマネジャーとしてのかかわりだけでなく、利用者や家族も含めたケアのサポートに必要な機関です。地域ケア会議への参加やネットワーク研修会等へ参加し、地域包括支援センターの職員と顔の見える関係づくりを進めましょう。（長濱あかし）

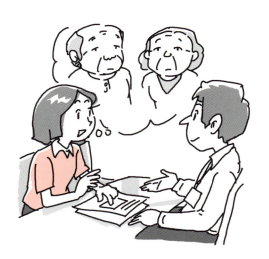

12 知っておきたい制度・報酬について

病院と異なり訪問看護師に必要な知識

　病院や施設の勤務では、患者に請求書を渡して、直接療養費の本人負担分（利用料）をいただくことはなかったと思います。「制度の理解や、請求にかかわる報酬なんて私には関係ない」なんて言わないでください。訪問看護師が利用者に請求書を渡したり、現金で受領することもありますので報酬制度等について、少し学んでおきましょう。

同じ看護でも地域で利用料金が異なる介護保険

　医療保険の報酬は「円」で表記され、地域差はありません。介護保険の報酬は「単位数」で表記され、地域区分により1単位あたり10〜11.40円（2018年現在の訪問看護の地域差）となります。ご自身の地域区分を知る必要があります。

請求から支払までの期間

　訪問看護ステーションでは、医療保険と介護保険の両方の報酬請求があります。どちらも訪問看護を行った翌月の10日までに、国民健康保険団体連合会や社会保険診療報酬支払基金に請求しますが、支払いは請求の翌月になります。つまり4月に行った訪問看護の報酬は5月10日までに請求しますが、6月中旬頃に支払われるということです。請求に誤りがあると請求し直し、さらに支払いが遅くなります。また、利用料の

訂正を行うと利用者に迷惑をかけることにもなるため、日々の訪問や加算の有無などには気をつけましょう。

【事務職員からひと言！】

特別管理加算の対象であった褥瘡が治癒していたのを知らずに加算をつけ請求していたため、数か月分の返い戻し作業が発生しました。事務職員には現場が見えません。看護師さん、ちゃんと報告してくださいね。

訪問看護の利用料の不思議

同じ時間の訪問をしても、医療保険と介護保険で料金が違うのはなぜでしょう。

介護保険の訪問看護は、1回の訪問時間が20分（条件つき）・30分・60分・90分の4区分です。利用回数の制限はなく、医師の指示があり、ケアプランに組み込まれていれば1日複数回でも利用できます。医療保険の訪問看護は原則として週3日までで、1回の利用時間は30〜90分です。60分の訪問看護を週2日、月に8日利用したときに、介護保険では、基本報酬816単位×8日＝6528単位（1単位10円として、65,280円）1割負担で6,528円となります。医療保険では、訪問看護基本療養費5,550円×8日＋（訪問看護管理療養費初回7,400円＋訪問看護管理療養費2日目以降2,980円×7日）＝72,660円。1割負担で7,266円となります。実際は加算等もありもう少し複雑です。

介護保険と医療保険では、報酬の仕組みが違います。p27「**資料5 報酬一覧**」を確認してください。あなたの看護料金です。自信をもって説明できるとよいですね。

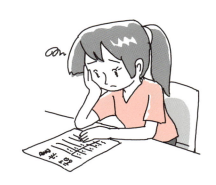

（長濱あかし）

第3章

訪問看護をやってみよう

1 はじめて利用者と出会うとき

声のトーンと言葉遣いに気をつけよう

訪問前の準備

訪問前に電話を入れ、訪問の目的、所要時間、訪問者名、訪問日時の確認を行います。

いざ訪問

30分も早く行ったり遅刻は厳禁です。万が一遅れるときは、早めに連絡を入れます。必ずトイレを済ませ、訪問先では拝借しないようにしましょう。

インターフォンは1回押して、応答を待ちます。高齢者は動くのに時間がかかることがあるので、せっかちにインターフォンを何度も押さないようにしましょう。

明るく笑顔に挨拶をしますが、なかには近隣の人々へサービス利用を知られたくない利用者もいるので配慮をしましょう。

● **家のなかに入ったら**

上着は玄関の外で脱ぎ、裏地を表にしてたたみ、邪魔にならない玄関口などに了承を得てから置かせていただきます。

靴を脱ぐときは正面を向き、玄関を上がったら、利用者や家族に完全に背を向けないようにしながら靴を揃え、下駄箱のない側の端に寄せ、他の来訪者や、下駄箱の利用に邪魔にならないようにします。スリッパ

は勝手に使わず、使用を促されてから履かせていただきます。

　外から感染を媒介しないように、洗面所で石けんを利用してよいかをうかがい、手洗いとうがいをします。持参の手拭きや手拭きを捨てる袋は準備しておきます。洗面所の利用が難しい場合もあるので、速乾式手指消毒剤を常備しておくとよいでしょう。

● **利用者の居室へ**

　案内に従い、利用者の居室へ入ります。畳の部屋に入るときはスリッパを脱ぎ、つま先を居室の外側に向け揃えます。敷居や、畳の縁は踏まないようにし、仏壇の前に荷物を置かないようにしましょう。

　居室内の環境を確認することは必要ですが、きょろきょろ見回さないようにします。居室内に大切に飾られているものや、写真立てなどに関心を示すことが良好なコミュニケーションにつながることもあるので、見せていただくときは一言声をかけましょう。

● **利用者・家族とのコミュニケーション**

　相手を尊重し、わかりやすく丁寧な言葉遣いで、相手を見下した言い方や、指示的な言い方、子ども扱いするような言い方は、たとえ相手が子どもであってもしてはいけません。はじめてお会いするときは、苗字に「さん」づけがよいでしょう。家族に対しては、本人にとっての続柄で呼びかけるようにします。例えば、利用者の夫であれば、「ご主人さま」となり、「お父さん」などと声をかけないようにしましょう。

　声のトーンは低すぎない落ち着いた声で、相手の目を見て、笑顔で、ゆっくり話します。日頃の自分の話し方の特徴を知り、表情のつくり方や話し方を練習するとよいでしょう。難聴だからといって、耳元で大きな声を出しすぎて不快に感じさせてしまうこともあるので注意をしましょう。

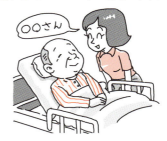

　利用者や家族の気持ちに関心を寄せて傾聴します。相手の話をさえぎったり、話の途中なのに理解したように相槌をうつことがないようにしましょう。　　（瀧井　望）

2 服装

派手すぎずラフすぎない服装で

清潔感のある服装

　事業所によって制服が用意されているところと、私服の場合があります。いずれにしても、清潔感があり動きやすいこと、洗濯に強く耐久性があること、派手すぎず、ラフすぎない服装にします。どんな姿勢でも動けるように、スカートは着用しません。ズボンは白色を避け、カジュアルなデニムは着用せず、裾のほつれや穴がないようにしましょう。正座をすることが多いので、きついズボンや伸縮性のないズボンは足がしびれやすくなるので注意しましょう。前屈したときに下着が後ろから見えないように、股上の短いズボンは避けましょう。

　襟のあるシャツやポロシャツを着用して、Tシャツや肩や胸が開いている服は着用しません。ボタンは第一ボタンまですべてとめます。汗をかいて下着が透けないように、タンクトップなどを着用するとよいでしょう。襟の汗じみなど、汚れが目立つ衣類は不潔な印象を与えるため着用しません。

　重症心身障がい児や、がん末期の方など、においに敏感で体調に影響を及ぼしてしまう利用者もいます。柔軟剤や香水などにおいが強くついた服は着ないようにしましょう。タバコのにおいがついてしまった服で訪問することがないように無香消臭剤などを利用しましょう。

身だしなみ

　ノーメイクは避けます。社会人のマナーとして清潔感のあるナチュラルメイクをしましょう。ピアスや指輪、ネックレス、爪のマニキュアは、感染の問題や不快な印象を与えることもあるので、つけないで訪問しましょう。爪は短く切り、爪の間に汚れが詰まっていることがないように清潔に保ちましょう。手荒れは感染の問題や、相手に不快感を与えることもあります。普段から、熱い湯で手洗いをしない、保湿・保護のクリームを塗布するなど、手のスキンケアを心がけましょう。ストレスで皮膚のバリア機能の回復が遅れることがわかっており、普段から心身の健康を保つことが大切です。

　髪の毛の色は第一印象に強い影響を与えます。金髪や赤・緑・青といった不自然な色は当然いけませんが、明るすぎる茶髪も程度によっては相手に不快感を与えることがあります。長い髪の毛はゴムやピンでとめ、髪の毛がパサっと利用者に触れたり、視界が悪くなることもあるので、ケアの邪魔にならないようにしましょう。

　靴下に汚れや穴があいていないかチェックしましょう。靴が汚れている、踵を踏んでいる、においがきついなどは、だらしない印象を与えるので、普段からチェックし、清潔に心がけましょう。　　　（瀧井　望）

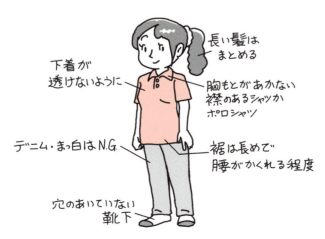

3 名刺の渡し方

笑顔で自己紹介、を忘れずに

名刺の準備

　名刺はきれいなものを準備しましょう。角が折れ曲がっているものや、長くしまってあることがわかるような古びた名刺を渡すことがないようにしましょう。

　派手な印象のない、清潔感のある名刺入れを準備しましょう。定期券と名刺入れが一緒のものがありますが、定期券は日常的に使い、汚れやすいので、名刺入れ専用のものにしましょう。また、名刺入れを入れる場所を決めておき、名刺を渡す前にバッグの中やポケットをあちこち探すことがないようにしましょう。

名刺の渡し方

　名刺は印字を隠さないように両手で持ち、相手が読める方向に差し出します。寝ている利用者には、名刺の印字が見えるように、訪問看護師の顔の斜め横に両手で持ちます。そして「●●ステーションからお伺いさせていただきました○○と申します。どうぞよろしくお願いいたしま

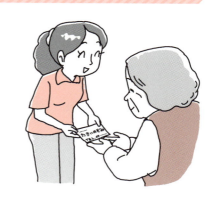

す」と笑顔で自己紹介をしましょう。利用者が名刺を受け取ることが難しければ、ご家族にお渡しするか、指定された場所に置かせていただきます。

　子どもや高齢者に合わせて、見やすい名刺を事業所ごとに工夫し、作成するのもよいでしょう。　　　　　　　　　　　　　　　　（瀧井　望）

見やすい名刺の例

○○訪問看護ステーション

訪問看護師

たきい　のぞみ

(03-△△△△-□□□□)

コラム　身分証の携行

　訪問看護師は身分を証する書類の携行が必要です。名刺とは別に携行しましょう。

身分証明書

名前

発行年月日

写真

上記の者は○○職員であることを証明する

法　人　名
ステーション名
住　　　所

4 かばんの中身

感染予防対策物品も忘れずに

バイタル測定、フィジカルアセスメントのための物品

　バイタルサイン測定で使用する物品は、看護師にとって必需品です。緊急時に必要なこともあります。動線や時間短縮のためにも、取り出しやすいようにかばんの中に入れておきましょう。清潔保持を心がけ、バイタルサインで使うものと、処置やケアで使うものとは別の袋に準備しておくとよいでしょう。

　定規は、傷の大きさを測ったり、中心静脈圧の推定などにも使用することがあります。メジャーは、腹囲や浮腫、身体の測定、住宅の間取りの計測などに使います。両方、準備しておきましょう。

　記録するためにメモ用紙を携帯する際は、個人情報の漏洩に気をつけましょう（メモ帳に挟んでおいて、落としたりすることのないように）。

感染予防のための物品

　訪問先で、感染の疑いがあることがわかることがあります。インフルエンザや疥癬、帯状疱疹などさまざまな事例に遭遇します。

　すべての人の血液、汗以外の体液、分泌物、排泄物、粘膜、創傷のある皮膚には感染の可能性があるとみなして対応するという考え方をスタンダードプリコーションといいます。血液や体液、分泌物、排泄物など

が散る可能性がある場合、マスクやゴーグルを着用したりすることで、多くの感染症を予防することが可能になるため、物品を準備しておきます。

　スタンダードプリコーションの物品は必ずひとまとめにしてセットしておきましょう。また、予測できている場合には、状況に合わせた感染予防対策の必要物品を準備して出発します。

訪問・コミュニケーションを円滑にするための物品

　訪問看護を行っていくうえで、信頼関係を築くことが重要です。信頼関係は日々の積み重ねであり、相手から自分はどう見られているのか、ご自宅へ訪問させていただくうえで、どのようなものが必要か、どのように行動すべきか、常に考える必要があります。

　自己紹介をするのに名刺は欠かせません。名刺は利用者本人だけでなく、家族や他職種へも渡すものです。足りなくならないように、いつも十分な枚数を準備しておきましょう。

　訪問看護計画書に毎月サインや印鑑をお願いすることがあります。朱肉を持っていると便利です。

　スムーズな訪問のために、利用者宅の位置を地図で確認します。スマートフォンを活用できると便利です。

　信頼関係を構築するため、訪問看護師として、社会人として、相手の立場に立ったマナーを心がけましょう。常に日々自己研鑽を重ね、勉強し、振り返り、成長していきたいものです。かばんの中身もきれいに整理整頓し、必要物品を忘れずに準備しておきましょう。

ケアや指導に必要な物品

　出発前に今日の訪問のスケジュールや看護計画を確認し、利用者のケア内容によって必要物品を準備します。また、自分自身の身体にも無理

な負担などないよう、腰痛予防の観点からスライディングシートなどを準備し、ケアを進める必要があります。

　訪問看護では急な処置やケアが必要となることもあります。ワセリンやゼリーは、急に直腸診が必要になったときなどにあると便利です。入浴介助を行うときは、忘れずに入浴介助用のエプロンやタオルを準備しておきます。

　疾患別のセルフケアを説明する際に患者指導のパンフレットなどがあると、利用者はわかりやすいでしょう。

緊急時や災害時に備えるための物品

　災害は、訪問中や移動中、いつ・どこで起こるかわかりません。まずは、自分の身を守ることです。自分の身を守らなければ、利用者支援もできません。災害時に備え、マニュアルや防災地図などは携帯しておきましょう。

　また、交通事故や訪問時のトラブル、情報漏洩、その他のインシデント（事故に至らなかった出来事）や事故などの発生時には1人で解決しようとしてはいけません。そのために組織の緊急対応連絡マニュアルを携帯し、緊急時に適切に対応できるよう備えておきましょう。

＊

　個人情報の書類などはなるべく持ち歩かないようにします。必要なときは、個人が特定されないように、名前や連絡先などは必ず消して利用者に見えないようにし、ファイルなども配慮します。訪問看護計画書など、原則持ち出しはしませんが、どうしても持ち歩かなければならないときは、他の利用者に見えないようにしたり、置き忘れたりすることがないように気をつけましょう。

　訪問看護は途中で忘れ物に気づいても、簡単に取りに帰ることはできません。スケジュールが予定どおりに進まなくなったり、ケアがスムーズにできなかったり、利用者が不自由したり、迷惑をかけてしまうこと

につながります。出発前に、訪問のスケジュール、看護計画を確認し、また、予測した対応を心がけ、忘れ物がないようによく確認し、準備を怠らないようにしましょう。　　　　　　　　　　　　（永井　千恵）

かばんの中身

バイタル測定・フィジカルアセスメント物品
体温計、血圧計、パルスオキシメーター、秒針つきの時計、ペンライト、瞳孔スケール、聴診器、メジャー、定規（折りたたみ式）、アルコール綿
感染予防物品
携帯用手指消毒薬、マスク、手袋、防水性ガウン、防水性エプロン、ペーパータオル、ビニール袋（ゴミ袋用、1利用者1枚使用）
必要時　フェイスシールドまたはゴーグル、シューカバー
訪問・コミュニケーションを円滑にする物品
身分証明書、名刺（きれいな名刺入れに入れる）、地図、朱肉、スマートフォン、筆記用具、メモ用紙、靴下の替え、ビニール袋大（雨の日にかばんを入れる）、雨具
ケア・指導物品
ワセリン、テープ、フィルム、はさみ、駆血帯
必要時　ネラトンカテーテル、アロマオイル（緩和ケアで使用）、スライディングシート、清潔なペットボトル（シャワーとなるよう蓋に穴をあけておく）、入浴ケア用エプロン、ケリーパット、口腔ケア用スポンジブラシ
緊急・災害時物品
災害地図（避難所が記してあるもの）、防災マニュアル、緊急時対応連絡体制マニュアル
必要時　防災用ヘルメット

【参考文献】
・東京都訪問看護ステーション協議会：在宅看護ビジュアルナーシング、学研メディカル秀潤社、2017年

5 在宅で使う衛生材料

ディスポ手袋はステーションで用意

在宅医療で使用される衛生材料等(訪問看護ステーションで購入・保管できるが販売はできないもの)の例

● **衛生材料**

ガーゼ、脱脂綿、綿球、綿棒、滅菌手袋、絆創膏、油紙、リント布、包帯、テープ類、医療用粘着包帯、ドレッシング材、使い捨て手袋

● **医療機器等**

採尿・採痰・採血容器、イルリガートル、胃ろう・経管栄養チューブ、注射器(ディスポ)、蓄尿バッグ、カテーテルチップ、注射針、ポート針、点滴用ルート・フィルター、酸素カニューレ、吸引カテーテル、気管カニューレ、膀胱留置カテーテル、導尿カテーテル、延長チューブ、三方活栓・キャップ、SpO_2モニター、血圧計、ペン型インスリン注射器、吸入器、吸引器、血糖測定器、人工呼吸器/関連機材、在宅酸素療法機材、輸液ポンプ、ポンプ用ルート、鑷子、ステート、経管栄養注入ポンプ、シリンジポンプ、PCAポンプ

● **医薬品**

消毒用エタノール、ポビドンヨード液、滅菌グリセリン、グルコン酸クロルヘキシジン、グリセリン浣腸液、オリーブ油、塩化ベンザルコニウム、白色ワセリン、生理食塩液、精製水、滅菌蒸留水

上記の衛生材料等がすべて訪問看護ステーションに置かれているわけ

ではありません。訪問看護で使う衛生材料等は、利用者の診療を担う保険医療機関が提供します。

在宅療養指導管理料と訪問看護指示料

● 在宅療養指導管理料

　医療施設から退院した利用者が、在宅で療養するために必要となる各種の指導を受ける場合に、保険医療機関は「在宅療養指導管理料」を算定できます。

　在宅療養指導管理料は各種指導別に、在宅中心静脈栄養法指導管理料・在宅人工呼吸指導管理料・在宅自己導尿指導管理料など細かく設定されています。その総称として「在宅療養指導管理料」とよばれます。

　「平成30年度在宅療養指導管理料の通則（通知1）」に以下の記載があります。「在宅療養指導管理料は、当該指導管理が必要かつ適切であると医師が判断した患者について、患者又は患者の看護に当たる者に対して、当該医師が療養上必要な事項について適正な注意及び指導を行った上で、当該患者の医学管理を十分に行い、かつ、各在宅療養の方法、注意点、緊急時の措置に関する指導等を行い、併せて必要かつ十分な量の衛生材料又は保険医療材料を支給した場合に算定する。」

● 訪問看護指示料

　保険医療機関が利用者の同意を得て訪問看護ステーションに訪問看護指示書を交付した場合は「訪問看護指示料」が算定できます。平成28年度の診療報酬改定により、保険医療機関は必要な衛生材料および保険医療材料を提供した場合に、訪問看護指示料に衛生材料等提供加算を算定することができます。

　そのため、在宅療養指導管理料もしくは衛生材料等提供加算から衛生材料等を保険医療機関が提供することができます。

　訪問看護師は、必要な衛生材料とその量を訪問看護計画書（p48参照）に記載するとともに、使用実績を訪問看護報告書（p49参照）に記

載して主治医に報告します。保険医療機関はその計画書と報告書に基づいて衛生材料を提供することになります。

　医師の指示に基づき個別の利用者の処置等に利用する衛生材料等については、本来医療機関が提供するものですが、利用者の状態によっては緊急で使用しなければいけないということもあります。そのため、あらかじめ主治医と相談して利用者のお宅に置かせてもらう、訪問看護ステーションで購入・保管するなど、臨機応変に対応する場合があります。

感染予防の観点

　指定基準関係通知（指定訪問看護の事業の人員及び運営に関する基準）の中の「衛生管理等」（基準第23条関係）では、「特に、指定訪問看護ステーションの管理者は、看護師等が感染源となることを予防し、また看護師等を感染の危険から守るため、使い捨ての手袋等感染を予防するための備品等を備え付けるなど対策を講じる必要がある」と記載されています。したがって、感染予防の観点から訪問看護ステーションに使い捨て手袋やマスクなどの備品を置いておく必要があります。

　医師の指示書に基づく指定訪問看護の提供に要する衛生材料等は、利用者に費用を請求することはできません。そのため、訪問看護依頼時から保険医療機関と衛生材料をどうするか取り決めておくとよいでしょう。「保険医療機関から衛生材料を出すことが決められている」と説明できると依頼しやすくなると思います。　　　　　　　　（坪坂　由希）

第 3 章　訪問看護をやってみよう

衛生材料

綿球

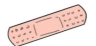
絆創膏

テープ類

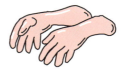
使い捨て手袋

医療機器等

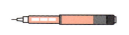
ペン型インスリン注射器

吸引器

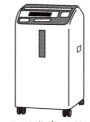
在宅酸素療法機材

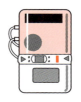
輸液ポンプ

【参考文献】
・訪問看護業務の手引（介護保険・医療保険）平成 30 年 4 月版　第 19 版、社会保険研究所、2018 年
・日本訪問看護財団編：訪問看護お悩み相談室 平成 30 年版、中央法規出版、2018 年

6 あると安心・役立つ物品

準備万端で気持ちに余裕をもとう

　訪問看護は、利用者の住まいに出向きます。病院のようにすべてが手に入り手の届くところにありません。だからといってあれもこれも持って歩くわけにもいきません。必要なものがあるかを事前に確認し、準備しておくだけで、気持ちの余裕につながります。

あると安心な物品

　訪問看護はさまざまな住まいを訪問します。居宅から他の居宅へと移動するため、看護師自身が感染の媒介にならないことが大切です。訪問看護の現場の感染予防も、スタンダードプリコーションです。訪問前後、ケアの前後で手洗いや手指消毒は必要です。タオルだと濡れたまま持ち歩くことになり、雑菌が増えて不衛生です。紙タオルのほうがよいのですが、ない場合は、訪問件数に合わせてハンドタオルなどを持ち歩くことが感染予防につながります。手指消毒も容器を完全滅菌して詰め替えて使うわけではないため、雑菌の繁殖につながります。小さめの容器で使いきれるものを使用しましょう。

　手袋など衛生物品は利用者に用意してもらいますが、買い忘れていた・使い切ってしまったなどがあります。いくつもストックがあるとは限りません。いざというときのためにストックをもっておくと安心です。そして電池を使用しているサチュレーションモニターなどは、電池の残量がわかりません。そのため機器に合った電池のストックを持って

おくととても便利です。

　突然の雨や汚れてしまったなど、次の訪問宅に行くのに困るときがあります。靴下の替えを1つストックしておくと便利です。

あると便利！　意外に役立つ物品

　透明ビニール袋は便利です。濡れたタオルや靴下、紙タオルなど自分で持ちかえるものを入れるのに役立ちます。また、臥床している人に背抜きをしたいけど服やシーツで滑らないときなど、透明ビニール袋に手を入れて背中に滑り込ますと、引っかかることなく背抜きができます。また、カシャカシャと音がしないため、静かに臥床したまま背中のマッサージもできます。ビニール袋は薄いので手に感触も伝わり五感も生かせます。

（島村美智子）

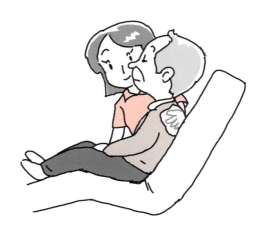

7 使用する機材のチェック方法

適切な消毒で常に清潔に

　ステーションを出る前に、体温計やパルスオキシメーター、ペンライト、時計などは、電池が切れていないか、劣化、破損などないか、きちんと使えるか作動状況を確認します。訪問終了時にも確認し準備しておきます。使用する機材は、常に清潔に、一利用者ごと訪問ごとに適切に消毒して使用します。ステーションに戻り後片付けをする際には、使用した機材を消毒し、洗浄が必要なものは適切に洗浄するなどして、感染予防に努めます。

（永井　千恵）

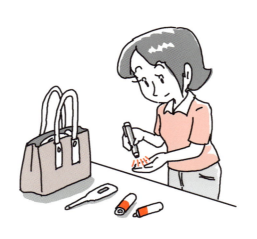

訪問前の機材チェックポイント

☐ **体温計**
- 電池が切れていないか
- 清潔に消毒してあるか

☐ **血圧計**
- 圧が上がるか（マンシェットを丸めて手に持ち、送気により確実に圧が上がるかどうか確認）
- マンシェットやゴム嚢、チューブ、接続部、送気球などに劣化や破損、空気漏れがないか
- マンシェットの幅は利用者にあっているか
- マンシェット内の空気が抜けているか
- マンシェットの布袋は清潔か

☐ **パルスオキシメーター**
- 電池が切れていないか
- きちんと作動するか、自分で使用してみる

☐ **聴診器**
- 接続部が緩んだり、イヤーピースが外れたりしていないか
- 利用者にあったサイズの聴診器か

☐ **メジャー**
- 劣化していないか

☐ **駆血帯**
- 劣化していないか

☐ **ケリーパット・洗髪器**
- 清潔か
- 空気漏れがないか、膨らませて確認

☐ **ペンライト**
- 電池が切れていないか

※感染症のある利用者の場合、体温計や血圧計、聴診器などの機材は、その利用者専用とする。

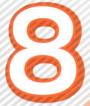

8 利用者宅へ移動するとき

一番大事なことは「無事到着」

一番大切なのは無事到着すること

　移動中、あるいは出会い頭の事故や転倒などで、けがをしてしまうことが、年に何件か実際に起きています。訪問看護師は公共の道路を使って、利用者のお宅に伺っているので、何事もなく無事到着することがまず大切な仕事だと考えてください。これは遅刻することよりも守らなくてはいけないことです。

運転の基本

　法令で定められた規則に従い運転します。
　自転車の通行は車道が原則で左側通行になり、歩道走行は例外です。歩道は歩行者優先で、自転車は車道寄りを徐行します。
　飲酒運転、自転車の二人乗り・並進，運転中の携帯電話の使用は禁止されています。夜間の点灯、信号遵守、交差点での一時停止と安全確認をします。ゆずりあいの精神で安全に運転しましょう。
　訪問看護は地域に根ざしたものです。地域を歩く人々に優しい運転を心がけてくださいね。

スケジュールどおり訪問するために気をつけること

● **焦り・イライラ**

　急いでいると、普段は危険な行動だからと行わないことでも、やってしまうことが多々あります。

　慌てなくてすむように、出発時間を管理し、余裕のあるスケジュールを立てます。ケアに時間がかかる場合や、距離が遠い訪問は、訪問計画の変更も考え、時間の余裕をもち、間に合わないと思ったら連絡し、無理な運転をしなくてすむようにしましょう。

● **疲労・考えごと**

　疲れや考えごとは正常な判断を妨げます。常に考えごとをしながら運転していることも多いと思います。運転に集中しましょう。

● **気候・環境**

　雨や雪の日は視界が悪く、路面も滑りやすくなります。横断歩道、マンホール、点字ブロック、落ち葉も滑りやすく、それらの滑りやすいものの上でブレーキをかけるとスリップします。また視界が悪くなり左右の確認も難しくなります。

　寒さや暑さにも訪問看護師は大きく影響されます。夏は首にアイスノンを巻いたり、冬は使い捨てカイロを貼るなど、衣類の調整を万全にし、気温差による身体へのダメージを最小限にします。

● **対象者の年齢による危険性**

　年齢ごとの危険性を知り、対象者を見たときに行動を予測し、余裕のある運転をしましょう。幼児は車の間から出てくる、視界に入りにくい、ゆっくり歩くことが難しく思いもよらない方向に動く可能性があります。小学生は遊びに夢中になっていての事故が多く、中高生は、道から出るときに確認をせず事故に遭うケースや、無理なスピードやリスクの高い行動が多い傾向にあります。高齢者は確認動作が少なく、背後からの音に気づきにくい傾向があります。

●場所
　お店の前やバスの停留所前は、乗車・降車、あるいは次へ行くところに気持ちが集中していて、歩行者は左右の確認をせずに動く可能性があります。
●個人の中の危険な行動をとる傾向
　自分が危険に対する自覚のない行動をとることがないか、自己を客観視しコントロールする必要があります。

＊

　注意をしていても遅れることはあります。そのようなときは無理をせず早めに利用者宅かステーションに電話し、その旨を伝えましょう。もしも事故にあったときは必ず警察に届けましょう。　　　（田部井昌子）

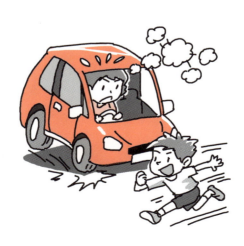

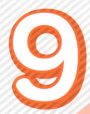

9 駐車・駐輪の注意

安心・安全な駐車・駐輪を心がける

　ご家庭によっては停める場所、停め方によって、近所の方にご迷惑をかける場合もあります。安心・安全な停め方を利用者に確認しましょう。また、車内に個人情報の入った荷物などを置き去りにすることのないように気をつけます。

車の場合

　基本的には駐停車禁止や他の交通の妨げにならない場所に停めます。
　駐車許可証を申請します（各自治体の警察のホームページで確認してください）。

自転車の場合

駐輪する周囲に車やガラス窓など、風で自転車が倒れて損傷するものがないことを確認します。　（田部井昌子）

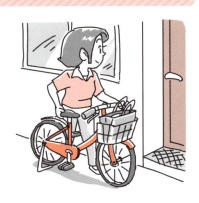

10 利用者宅で注意すべき点

使った後は元に戻すのが基本のキ

家庭によって異なる家の入り方

　一般的には家を訪問するときには、チャイムを鳴らして家の方がドアを開けてから、お邪魔するということが多いですが、訪問看護ではいろいろなパターンがあります。

　例えば、オートロック式のマンションの外チャイムは鳴らして入り、内チャイムは鳴らさずドアを開けて入る場合や、独居で玄関まで出られないため、キーボックスの鍵を出しチャイムを鳴らしてから鍵を開けて入るなど、家の入り方は利用者や家族と相談して決めます。

　また、「お邪魔します」「こんにちは」等の挨拶は基本的には明るく元気に行いますが、状況によっては、大きな声がそぐわない場合もあります。

雨具の脱ぎ方

　雨の日の雨合羽などはタオルで拭いて、玄関先で袋に入れましょう。家の中を汚さないように、注意が必要です。

洗面所の使い方

　「手を洗うのにお借りしてよろしいですか」と確認し洗面所をお借り

します。石けんで手洗いし、うがいをし、飛んだ水けはきれいに拭き取ります。石けんがない場合や洗面所を拝借しにくい場合は、石けんや手指消毒剤などを準備していきます。

物品の使い方やゴミの捨て方

どこの水道を使ってよいのか、お湯の使い方は沸かしたお湯を適温にして使うのか、ゴミの捨て方も新聞紙に包んで捨てるなど、ゴミの置き場やにおいがしない工夫も家庭によってさまざまです。洗濯物の入れ方、置く場所なども人それぞれのこだわりがあります。

使った後は元の状態に戻すのが基本ですが、家ごとにルールは違います。そのお宅のやり方を教えていただいて、覚えていきましょう。

（田部井昌子）

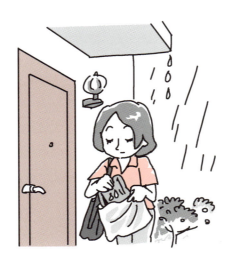

11 その人・その家族の習慣・価値観を大切にする

十人十色。その家のやり方にならおう

　訪問看護は利用者の居宅へ伺い、看護を提供します。病院と違い、私たち訪問看護師は利用者の「お宅へお邪魔する」立場なのです。そこで生活されている利用者のルール＝習慣・価値観は守らなくてはいけないものであり、外から来た訪問看護師が指導という名目でないがしろにしてはいけません。

生活の場に溢れる価値観

　生活の場である「家」には、そこに住む方々の価値観が溢れています。家の前に立っただけでどのような佇まいか、植木や家の手入れの様子、車や自転車、洗濯物の干し方などが目に入ります。一歩足を踏み入れると、何を選んで置いてあるのか、整理整頓の様子などどのように生活をしているかを目の当たりにします。それらは私たちがアセスメントをするうえでその方をとらえるのに大切な情報であり、訪問看護を提供するうえで尊重しなくてはならない大事な価値観でもあります。

　ご自身の家での生活を想像してください。例えば入浴の場面では浴室に入りまず何をしますか？　湯船につかり温まりたいですか？　まずは身体を洗いたいですか？　それとも顔を洗いますか？　自分にとっては当たり前のやり方でも他の方にとってはそうでないことは多々あります。自分の家なのだから自分のやり方で行いたいのです。何が正解ではなく、それぞれにやり方＝習慣があるということです。

訪問看護のケアの場面において、例えば清拭をする際、タオルを使います。顔を拭くタオル、下用タオル、乾拭き用タオルと分けてくださり、タオルを多く使い、清潔や丁寧ということを重視される方がいます。一方、洗濯物は最小限にしたく1枚のタオルですべてを行ってほしい方もいます。また洗濯物の量は気にしていないがその方の価値観として「身体を拭くのにタオルは1枚で十分だ」と考える方がいます。そこに看護師の習慣や価値観は必要なく、いつものやり方で違和感なく、気持ちよく、リラックスしてケアを受けていただくことがケアの質の向上につながります。

やり方の変更は生活に組み込めるように

　医学的・病状的にやり方の変更が必要な場合もあります。そのときは可能な限り利用者の意向、生活を尊重して、一緒に相談して新しい方法を考えましょう。医療者だけで一方的に判断し、うまく生活に組み込めないとその方法は負担になり、継続できなくなります。訪問看護の場合、看護師が常に手を出し、管理することは不可能です。実施主体は常に利用者・家族なのです。どうしたら生活している流れのなかに、最小限の負担で行えるかを考えましょう。

　どの利用者にもそれぞれの生活があり、十人十色が当たり前のことであり、看護師の価値観と違っていても当然です。私たちは無意識のうちに自分の価値観を流入させ、ジャッジしてしまいがちですが、訪問看護の場合は生活をしている「この方にとってどうか？」という視点でとらえ、判断することを心がけることがとても大切です。

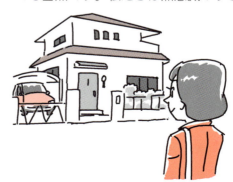

（河西真理子）

12 朝のミーティングで共有すべきこと

簡潔明瞭に伝えるべきことを伝える

　訪問看護師は1人で利用者宅を訪問することが多いのですが、ステーションという組織のなかで看護を提供していることを忘れないでください。

　つまり組織の一員として、ステーション状況、利用者の状況を報告し、それをスタッフ全員で共有把握する必要があります。

　また、訪問看護師は、緊急時など、その場で判断し、ケアを実施することも多いのですが、組織内の看護チームで連携し、支え合い、対応をスムーズに、より適切な対応に、そしてリスク回避なども行っていく必要があります。

　そのためスタッフの勤務状況などは把握しておきましょう。働きやすい職場のためにも、組織内のコミュニケーションは大切です。

　安心・安全・安楽な看護の提供のためには、基本である組織内の報告、連絡、相談が大切です。そしてミーティングでは、時間に配慮しなければなりません。時間厳守で伝えるべきことが伝わるために、①結論（こうしたい）、②課題（現状）、③解決方法例（2〜5例）、④このケースの場合はこれが最も有効、の流れで伝えてみましょう。朝のミーティングで共有すべき事柄を一覧表にしましたのでシミュレーションしてみてください。

（永井　千恵）

共有すべき内容

- ☐ **携帯当番の報告**
  - 緊急連絡のあった利用者名と内容・対応、次の当番者の確認
- ☐ **新規利用者の報告**
  - 報告は退院前カンファレンスの翌日と初回訪問の翌日に行う
- ☐ **退院前カンファレンスの内容**
  - 利用者名、年齢、主病名、退院予定日、主治医、ケアマネジャー、留意事項など
- ☐ **初回訪問後の報告**
  - 24時間対応の契約をしなかった利用者（利用者名、年齢、主病名、主治医、ケアマネジャー、特記事項）
  - 24時間対応の契約をした利用者（利用者名、年齢、主病名、主治医、ケアマネジャー、医療ケアの有無、特記事項、鍵預かり、病名の告知について、家族の状態）
- ☐ **入退院、終了した利用者の報告**
  - 利用者名、日付、転帰となった理由
- ☐ **状態変化のある利用者**
- ☐ **算定上の変化のある利用者の報告**
  - 24時間対応、特別管理加算、乳幼児加算など
- ☐ **インシデント報告**
  - クレーム、トラブル、現場のハラスメントなど
- ☐ **勤務状況**
  - 管理者のスケジュール
- ☐ **所内連絡事項**
  - 連絡すべき勉強会や研修、制度、事務員からのお知らせなど
  - スタッフのスケジュール確認（訪問調整の必要はないか、訪問もれがないか確認）

13 事務所に戻ったらすべきこと

頭と心を整理するために有効な2つの手段

頭の整理・心の整理

　訪問を終えると、頭の中は情報や考えでいっぱいになっています。また、すっきりしない心のままで、もやもやした気持ちでいることもあります。利用者や自分自身のことで不安や心配が重なり、感情が高ぶっていつのまにかストレスを感じていることがあります。訪問かばんを置いて、まずは、手洗いとうがいですっきりし、お茶を入れて一息つきましょう。そして、頭と心の整理をしていきましょう。

書き出すことで整理

　訪問終了後は、訪問中のケアのこと、観察したこと、会話など多くの情報が詰まっています。記録に落とし込んでいくと、頭の中が整理されていきます。まずは、情報を客観的な視点でありのままに記録をしていきましょう。訪問時は、五感をフル活動させ、考えを巡らせながらケアをしていきます。時には感情を抑えながら、もやもやを抱えていることもあります。主観や思い込みが入ってしまうと個別性や必要な看護を見失ってしまいます。記憶が新しいうちに、ありのままを記録することが大切です。その情報をアセスメントすると、わからないことや調べなければいけないことがみつかり、わかったことや気づきにつながります。そして次回の訪問までにすべきことがみつかります。

おしゃべりすることで整理

　訪問看護は1人で訪問し1人で判断しなければならないことが多くあります。自分の判断や手技に自信がもてず不安になることも多いと思います。しかし、ステーションには仲間がいます。不安なときはスタッフ同士でディスカッションをしましょう。1人では頭の整理ができないとき、これでよかったのだろうかと不安なとき、何かわからないもやもやがあるときなど、スタッフに話すことで、客観的視点で知恵をもらうことができます。また、話すことで振り返りができ、主観や思い込みから離れ冷静になれるため、情報を整理でき、解決策へと結びつくことが多くあります。

　うれしい話やうまくいったこともディスカッションしましょう。自分の看護の学びは、仲間の学びにもつながります。頭や心の中の不安やもやもや、ストレスも、仲間と共有することで学びや励みに変容します。頭の整理・心の整理のために、おしゃべりタイムはとても大切です。どんな小さなことも恥かしいと思わず話してみましょう。

＊

　頭の整理・心の整理ができたら、今すべきこと、次回すべきことなどを整理し、必要な他職種へ連絡をしましょう。利用者を取り巻く環境は自分だけではありません。他職種と協働することで、総合的にケアをすることができます。

（島村美智子）

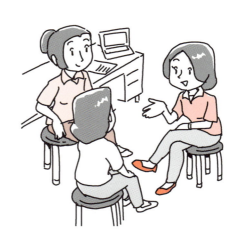

14 基本は「報・連・相」

情報を共有し、仲間を信じよう

情報を共有し、1人で抱えこまない

　訪問看護は1人で行動することが多いため、1人で不安や悩みを抱えてしまいがちです。でも、報告・連絡・相談ができれば、もう安心。報告は、経過や結果を述べること。連絡は、情報や考えを知らせること。相談は、他人の考えを聞き話し合うことです。つまり「報・連・相」は、情報を共有し、確認し合うことが目的です。問題の早期発見や解決、また、悩みを解消することができます。1人じゃありません。報告・連絡・相談をし、知恵と勇気をもらいましょう。

伝え方

　事実と伝えたい事柄を整理しましょう。思いのままに話しはじめてしまうと、結局何をどうしたらいいのか相手に伝わりません。「報・連・相」の時間を相手につくってもらうのですから、配慮が必要です。最初に結論、現状の報告、経過報告をし、そのうえで自分の考えを述べたり、それに対する意見がほしいなど、伝えたい目的を明確にすることで伝わりやすくなります。加えて、その方法が大切です。1対1で簡潔な内容ならば口頭で伝えるほうがいいですし、逆に内容が複雑だったり、相手が忙しい状況だったり、周知してほしい事柄であれば、資料を用意するなど、伝え方にも変化が必要です。

タイミング

「報・連・相」にはタイミングが大切です。利用者が緊急を要するとき、変化を感じたとき、指示に対する状況報告、思わぬ事故やミスやトラブルなど、悪いこともすぐ「報・連・相」しましょう。特に、思わぬ事故や、ミスやトラブルなどのときは、冷静を装いながらも、内心はドキドキです。いつもと同じ判断ができるとはかぎりません。そのようなときは、人に話すことで状況の整理をすると、自分の状況も冷静に見ることができます。また、多くの知恵や経験をもった人に、「報・連・相」することで、自分が思う以上に次を予測し、配慮や状況整理をしてくれます。利用者を守るため、また、自分を守るためにも、抱えこまず伝えましょう。

「『報・連・相』する必要がある？」と迷ったら

迷ったときが「報・連・相」のサインです。訪問看護師は１人ではありません。利用者を支える仲間がたくさんいます。１人で抱えこまず、たくさん「報・連・相」して、早期発見、問題解決、悩み解消をしましょう。

（島村美智子）

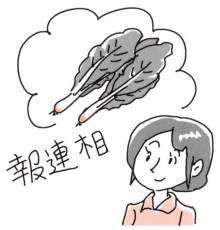

15 関係機関への連絡

連絡はスピーディに

関係機関を大切に、相手を尊重しましょう

　訪問看護師が連絡をとる関係機関は、医療機関、行政をはじめ地域のさまざまな社会資源など多岐にわたります。

　医療の連携では、指示書を交付する病院や診療所の主治医はもちろんのこと、訪問歯科医師、訪問リハビリテーションの療法士（理学療法士、作業療法士、言語聴覚士）、調剤薬局の薬剤師、栄養士、時に医療機器の会社なども連絡先になります。

　介護保険利用の場合、ケアマネジャーや地域包括支援センターへの連絡が中心となります。ケアマネジャーをとおして、訪問介護、訪問入浴介護、通所介護（デイサービス）や短期入所生活介護（ショートステイ）、福祉用具事業所などの関係機関と連絡をとることとなります。

　また、障害福祉制度利用の場合は、利用者の年齢や障害の種類や程度により、さらに、障害福祉課や保健師、相談支援専門員、療育機関、学校、通所施設（児童発達支援、放課後等デイサービスなど）、就労支援施設なども関係機関となってきます。

　連絡をとる相手の職種はさまざまです。会ったことのない相手との連絡からはじまり、連絡を重ねる間にとても信頼のおける連携先となっていきます。退院前カンファレンスやサービス担当者会議、利用者のお宅に同行訪問するなど、実際に会う機会ができてくると、顔見知りの相手先も増えていきます。急な依頼に対応してもらったり、わからないこと

の多い分野では困りごとの相談相手となってもらったり、強い味方となってくれる大切な関係機関です。誠実に丁寧なコミュニケーションを心がけ、大切にしていきたいですね。

連絡の手段

　連絡の手段には、電話、FAX、メール、郵便などがあります。最近ではICTのシステムを導入し、多数の関係機関、多職種での情報共有を効率化している地域も増えています。

　個人情報を取り扱う連絡の場合、FAXは送信先で多数の目に触れるものであり、誤送信などのミスも起こりやすく、内容によっては好ましくないものもあります。連絡の手段を選ぶ際には注意が必要です。

（田中　由美）

さまざまな職種・サービス・機関

- ケアマネジャー
- 介護職員
- 薬剤師
- 栄養士
- 理学療法士／作業療法士／言語聴覚士
- 利用者
- 配偶者
- 子
- 訪問入浴／デイサービス／ショートステイ／福祉用具事業所
- 訪問看護師
- 相談支援専門員
- 主治医
- 教育機関（学校）
- 行政（障害福祉課）
- 作業所／通所施設／就労支援施設

16 電話応対の仕方

丁寧語の使い方をブラッシュアップ

電話をかける前の準備

まず、相手に伝えたい内容のメモや、資料、自分がメモをするための用紙を手元に準備しましょう。急ぎの電話でも一息深呼吸をしてから、頭の中で内容を整理してから、できるだけ落ち着いてかけるようにしましょう。

電話をかける

●電話をかける時間帯

相手先の営業時間も確認し、忙しい時間帯（朝の営業開始直後、お昼休憩時間、終業時間の間際など）は避けるよう配慮しましょう。どうしても、そのような時間帯に連絡する場合は、「お忙しい時間に申し訳ございません」「お昼時に申し訳ございません」など、一言添える配慮は大切ですが、挨拶はまわりくどく長くならないように簡単に済ませ、すぐに本題に入るようにします。そしてまず自分の事業所名と名前を名乗

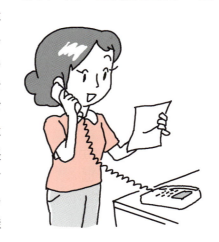

ります。

　例えば「〇〇訪問看護ステーションの看護師〇〇と申します。いつもお世話になっております」。最近お世話になった相手の場合は「先日はお世話になりました」「〇〇様の件ではありがとうございました」などと、お礼をつけ加えるとよいでしょう。電話が長くならないよう、まず一番伝えたいこと、この電話の趣旨を簡潔に伝えます。

● **電話を取り次いでもらう場合**

　最初に電話に出た相手が話したい相手とは限りません。病院では総合案内から連携室へ転送してもらう形になっていることが多いですし、クリニックでは事務員がまず電話に出る場合が多いです。「連携室の〇〇様に、〇〇様の件で連絡を取りたいのですが」「訪問診療していただいている〇〇2丁目にお住いの〇〇様の体調に関して、急ぎの報告があります」などと伝え、電話を転送してもらってから、話したい相手に話します。

● **話したい相手が電話に出たら**

【病院】

　「〇月〇日に退院されて、こちらで訪問しております〇〇様の病状の件でお伝えしたいことがあります」

　「〇〇様の訪問看護指示書の件でお尋ねしたいことがあるのですが」

【クリニック（訪問診療や往診先）】

　「訪問診療していただいている〇〇2丁目にお住いの〇〇様のお薬の件でお電話を差し上げました」

【ケアマネジャー】

　「〇〇2丁目の〇〇様の訪問入浴の件でお願いしたいことがあるのですが…」

　そのあと、その理由や背景、病状経過や対応したことなどを付け加えるようにします。謙虚な姿勢で伝えます。

● **話したい相手が不在の場合**

　話したい相手が不在だった場合、その後の対応について確認します。

「お戻りは何時頃でしょうか？　こちらからまたお電話を差し上げます」「お手数ですが、お戻り次第○○様に折り返しのお電話をいただきたいので、お伝えいただけますでしょうか？　私は何時まで事業所におります」「お手数ですが、○○様に伝言をお願いできますでしょうか？」

　伝言をお願いする場合は、相手の職種が違う場合、相手にわかりやすい言葉で簡潔に伝えます。そして、伝言した相手の名前をもう一度聞いておきます。「失礼ですが、お名前をうかがってもよろしいでしょうか？」

● **電話を切るときの対応**

　電話の最後にはお礼の気持ちを伝えましょう。

　「お忙しい時間にありがとうございました」「恐れ入りますが、よろしくお願いいたします」「お手数をおかけいたしますが、よろしくお願いいたします」「困っていたので助かりました。今後ともよろしくお願いいたします」

　電話が終わったら、受話器は静かに置くか、フックを押さえて切りましょう。　　　　　　　　　　　　　　　　　　　（田中　由美）

電話の対応

心がまえ
- 笑顔で何か役に立ちたいという思いを込めて対応すれば、自然に声にあらわれる
- 相手が目の前にいるつもりで話す

実際の対応

かけ手：忙しい時間を避けて電話をかける
受け手：「□□訪問看護ステーションの××です」
※3コール以内に出る。4コール過ぎた場合は「お待たせしました」と加える
かけ手：「△訪問看護ステーションの○○です。いつもお世話になっています。今よろしいでしょうか？」
※前置きしてから要件に入る
受け手：「いつもお世話になっております」
かけ手：「▽▽さまに○○の要件でご連絡しました」
受け手：「代わりますのでお待ちください」と電話を代わる

担当者が出られない場合

- 「申し訳ございません。ただ今▽▽は・・・です。いかがいたしましょうか？」と相手の意向を確かめる
- 「折り返しお電話させていただきます。お電話番号をお願いします」と伝える
- 「よろしければ伝言を承ります」と聞いた伝言をメモして、「▽▽に伝えます。◇◇が承りました」と伝える

※電話の無記録性を補完するために必ずメモをとること。メモの始末に留意すること
※自ステーションの者を言うときは、姓のみで「○○は・・・」または「部長の○○は・・・」。相手には、「△部長は・・・」または「部長の△様は・・・」と言う

電話を切る時の対応

- かけ手が「お忙しい時間にありがとうございました」「今後ともよろしくお願いします」と伝えて静かに受話器を置く

17 多職種連携の効果的な方法

他職種の専門性を尊重しよう

　ここでは、同じ事業所内のPT（理学療法士）・OT（作業療法士）・ST（言語聴覚士）等やケアマネジャー・相談支援専門員との効果的な連携のあり方を考えます。

定期的な情報共有の機会をもちましょう

　多職種間で情報共有の方法や頻度について確認しておきましょう（例えば「毎月末に1回、所内合同カンファレンスの開催」など）。そこでは、利用者の心身の状態・ニーズ・生活上の目標・家族状況等について共有します。訪問前にお互いの記録を確認するのも有効です。

　利用者の意欲や力を引き出しつつ、日常生活の動作能力を維持・回復・向上させ、利用者の希望に向けた支援をするために、訪問看護師、PT・OT・ST等、ケアマネジャーが連携し、包括的な視点からアセスメントをする必要があります。そのため、利用者の療養生活における希望、目標等を関係者間で共有しましょう。

　対象利用者の訪問後には、その日の訪問時の様子について関係者で気軽に情報共有ができるよう、スタッフ間で声かけしやすい雰囲気づくりを日頃から心がけましょう。

訪問看護計画の評価

　訪問看護師とPT・OT・ST等は協働して、利用者や家族からの要望や意見を反映させた訪問看護計画書を作成し、利用者と家族、ケアマネジャーへ情報提供しましょう。訪問看護師とPT・OT・ST等で利用者に対して見解を出し合い、必要時、訪問看護計画の変更を行います。

　訪問看護師とPT・OT・ST等は、協働して月1回を目安に訪問看護計画に対する評価を行い、評価についてケアマネジャーへ報告します。必要時には、ケアプランの変更をケアマネジャーへ提案しましょう。

　訪問看護師は、利用者の心身の状態、家族状況等の変化について、定期的に評価をするため、月に1回程度訪問します。サービス提供においては、訪問看護師とPT・OT・ST等で連携し、役割分担を明確にしておくとよいでしょう。

それぞれの職種の専門性を理解しましょう

　それぞれの職種の専門性を尊重し、視点の違いを理解しましょう。職種が違えば、同じ利用者に対してのとらえ方が異なります。職種の違いを理解したうえで、意見交換をするとスムーズな連携が図れます。利用者の病状から予測される症状について共有し、その際の対応方法について、連携して検討し、対象利用者のために、多職種で連携を図り、質の高いケアを目指しましょう。

（前田あゆみ）

【参考文献】
・全国訪問看護事業協会：訪問看護事業所における看護職員と理学療法士等のより良い連携のための手引き、pp3-23、2018年

18 看護目標・看護計画の立て方

利用者がその人らしく生きられる目標を立てよう

　在宅でも病院と同じように看護過程（情報収集・アセスメント、目標の設定、計画、実施、評価）の展開を行います。在宅では病気や障がいがあっても、その人らしい生活ができることを目標とします。利用者が生活していくなかでできることや意欲、家族の力など「強み」を見出し、よりよく生活できることに目を向けることが大切です。

情報収集

　利用者宅に伺うと、そこには療養環境、経済状態、介護の状態、楽しみや趣味、家族の様子など情報が溢れています。また、生活の場だから語ってくださる利用者や家族の思いなども情報となります。情報源は利用者・家族のほかに、ケアマネジャーや主治医、保健師、サービス提供者などからも得ることができます。得た情報を整理する方法はさまざまですが、在宅看護過程では、利用者や家族の希望を中心に身体的側面、心理的側面、社会参加・環境的側面、家族・介護環境的側面の4側面に分けて整理する方法があります[1]。

アセスメント

　私たちはつらいことや苦しいことがあると、生活を楽しみ希望をもつことができません。まず身体症状を緩和し、また栄養・排泄・活動・睡

眠など生活を整え、身体の機能を整えることが大切です。そして、利用者や家族と話し合い、これからどんな生活がしたいか望みを共有します。望みを叶えるうえで支障となること、逆に強みとなることをアセスメントします。家族も看護の対象ととらえて、家族の健康状態や介護への不安などを知り、精神的サポートや介護サービスの調整などをしていくことも必要です。

目標の設定、看護計画立案

　介護保険の訪問看護対象者の場合は、ケアマネジャーが作成したケアプランに沿って看護計画を立案します。看護目標は、病気や障害がよくなることだけでなく、現状維持、悪化を最小限にすること、安らかな最期を迎えることなど QOL を高めることも含みます。

　利用者や家族が望む生活を送るうえで、必要なことや支障になっていることを課題とし、具体的な看護計画を立案します。在宅では、利用者の生活が基本であり、そこには24時間医療者がいる環境ではありません。利用者や家族の生活を尊重し、生活のリズムや習慣、そのほかできていることは継続できるよう計画に取り入れ、セルフケアが継続できるような内容にします。セルフケアが難しい部分は、誰が担うか役割分担し、かかわっていきます。実際の調整はケアマネジャーが行いますが、そのために必要な情報の共有を行い、利用者一人ひとりに合った支援体制・チームをつくるための調整も訪問看護師としての看護ケアとなります。看護計画の内容は、あらかじめ決めた日に評価し、利用者の状態や希望に合った内容に修正していきます。

（大橋　美和）

【引用文献】
1）正野逸子・本田彰子編：関連図で理解する在宅看護過程、メヂカルフレンド社、p17、2014 年

【参考文献】
・日本訪問看護財団監：訪問看護基本テキスト 総論編、日本看護協会出版会、2018 年

19 計画書・報告書等の具体的な書き方

専門用語は使わずわかりやすく書こう

訪問看護計画書

● **訪問看護計画書とは**

　訪問看護計画書は、主治医から交付される訪問看護指示書の内容や介護保険では指示書の他ケアプランの内容に沿った看護目標や具体的なケアの内容を記載したものです。

● **計画書の立案者**

　計画書は、看護師または保健師（准看護師は除く）等が立案します。理学・作業療法士が行う訪問看護では、看護職員と理学・作業療法士等がそれぞれの視点でケア内容や目標を話し合い作成します。そして、目標、看護課題（問題）、解決策、評価等を記入します。

● **立案のポイント**

　看護計画を立てるとき、利用者の身体面ばかりでなく生活や精神面を考慮することが大切です。どのように生活していきたいか、その希望を叶えるための目標を定めます。病気や障がいがあり生活する利用者にとって、現状維持、悪化を最小限にすること、安らかな最期を迎えることなども在宅療養の目標となります。例えば、がん末期状態にある利用者が「つらいのは嫌だ。痛みだけは取ってもらいたい。家族のそばで死にたい」と希望する場合は、看護目標は「痛みがなく、穏やかに最期まで家で過ごすことができる」とあげます。さらに、「お孫さんと散歩することが楽しみ」という情報があったとすると、短期目標は「痛みがな

く、お孫さんと散歩ができる」と具体的なものにします。評価しやすいことが大切です。

　立案した計画書には、計画作成者名・職種名等を記載のうえ、利用者や家族に専門用語は使わずわかりやすく説明し、計画内容に同意のサインをいただきます（p108参照）。

訪問看護報告書

●訪問看護報告書とは

　訪問看護報告書は、主治医から交付された指示書に対し、訪問日、病状の経過や提供した看護の内容、家庭での介護状況などを記載したものです。ひと月ごとに報告します。必要衛生材料等の使用量や使用状況を記載します。報告を受けた医師が必要性を判断して衛生材料が提供される仕組みになっています。しかし報告すれば何でも提供されるわけではありません。また医療機関によっても若干の違いがあります。詳しくは本章5項を参照してください。創傷処置など、日頃ケアを行う看護師が状態変化に応じて1か月に必要な量を報告し衛生材料が提供されば、処置がスムーズに行えるだけでなく、利用者の経済的な負担軽減にもつながります。計画書であげたがん末期状態の方の報告書の記載方法の例をp109にあげます。

（大橋　美和）

（医療保険）

別紙様式1　　　　　　　　　　訪問看護計画書

患者氏名	○○　△△　様	生年月日	昭和○○年○月○日（80歳）
要介護認定の状況			
住　所	東京都北区		

看護・リハビリテーションの目標
　痛みがなく、穏やかに最期まで家で過ごすことができる

年　月　日	問題点・解決策
#1 20XX/X/X	問題点：腹部の張り感や痛みがある 　　　　食後に強い痛みを感じることがある 短期目標：・痛みやつらさに応じて、自分で痛み止めを内服することができる 　　　　　・痛みがなく、楽しみにしているお孫さんとの散歩を続けることができる 解決策　：＜観察＞バイタルサインの変化、疼痛の部位、NRSの程度、痛みの種類、しびれなどの随伴症状、増強因子や時間、オピオイドや補助薬の使用状況、レスキューの使用頻度と効果、副作用症状、ADLの状況、食事、睡眠、精神状態 　　　　　＜看護＞持続痛、突出痛の程度とベースとレスキューの効果の評価 　　　　　食事や散歩前に予防的なレスキュー使用 　　　　　本人の言葉で疼痛を表現してもらう 　　　　　排便ケア、温罨法、マッサージ、ポジショニングなどによるリラックス法、副作用症状とその対処法のアドバイス、栄養や水分摂取が維持できるような工夫のアドバイス、環境調整、訪問診療医師・ケアマネジャー・訪問介護員との連携 評価日　：20XX/XX/X

衛生材料等が必要な処置の有無			無
処置の内容	衛生材料（種類・サイズ）等		必要量

備　考

上記の訪問看護計画書に基づき指定訪問看護又は看護サービスの提供を実施いたします。
　　　年　月　日　　　　　　　　　公益財団法人　日本訪問看護財団
東京都　　　　　　　　　　　　　　○○訪問看護ステーション
○○　△△様　　　　　　　　　　　東京都

　　　　　　　　　　　　　　　　　管理者氏名：○○　○○　　　　　　印
上記の通り、訪問看護計画書について説明を受け　担当者氏名：○○　○○
同意しました。また、当該計画書の交付を受けました。
　　　　　　　　　　　　　　　　　署名日：　　　　年　　月　　日
個人情報のため、取り扱いには十分ご注意ください。　利用者署名若しくは記名捺印欄

（医療保険）

別紙様式2　　　　　　　　　訪問看護報告書

利用者氏名		生年月日　　　　　年　　月　　日　　　（　　）歳
要介護認定の状況	要支援（1　2）　　　要介護（1　2　3　4　5）	
住　　所		
訪　問　日	年2月 1　②　3　4　5　6　7 8　⑨　10　11　12　13　14 15　⑯　17　18　19　20　21 22　㉓　24　25　26　27　28 29　㉚　31	年　月 　　1　2　3　4　5　6　7 8　9　10　11　12　13　14 15　16　17　18　19　20　21 22　23　24　25　26　27　28 29　30　31
	訪問日を○で囲むこと。特別訪問看護指示書に基づく訪問看護を実施した場合は△で囲むこと。1日に2回以上訪問した日は◎で、長時間訪問看護加算を算定した日を□で囲むこと。 なお、右表は訪問日が2月にわたる場合使用すること。	
病状の経過	鎮痛薬は大事な薬と理解され、きちんと服用することができている。腹部が重く張るような痛みがあり、NRS※2～3程度で経過。食事後に痛みがNRS 6と増強することがあり、食べる量を制限されることもある。夜間の睡眠はとれている。体重変化はない。お孫さんとの散歩を楽しみにされているが、痛みが強くなることが心配と話している	
看護・リハビリテーションの内容	オピオイドなどの定時薬とレスキュー薬の管理は本人が行っている。ご本人が手帳にレスキュー薬の使用時間や症状を記載しており、週2回の訪問時に看護師と症状や生活の様子を振り返っている。食後にNRS 6と痛みが増強することがあるがレスキュー薬の服用で軽減される。排便調整は図れており、1日1回排泄できている。予防的に食前のレスキュー薬の使用を提案しているが、少し様子をみたいと話され、もう少し様子を見守りたいと考えている。午前中は体調がよいと、気分転換を兼ねたお孫さんとの散歩ができるときもある	
家庭での介護の状況	**Check** 家族等の介護の実施状況、健康状態、療養環境等について記入	
衛生材料等の使用量および使用状況	衛生材料等の名称：（　　　　　　　　　　　　　　　　　　） 使用及び交換頻度：（　　　　　　　　　　　　　　　　　） 使用量：（　　　　　　　　　　　　　　　　　　　　　　）	
衛生材料等の種類・量の変更	衛生材料等（種類・サイズ・必要量等）の変更の必要性：　有・無 変更内容	
情報提供	訪問看護情報提供療養費に係る情報提供先：（　　　　　　　　） 情報提供日：（　　　　　　　　　　　　　　　　　　　　　）	
特記すべき事項（頻回に訪問看護が必要な理由を含む）	**Check** 記入した以外に主治医に報告する必要のある事項や、頻回に訪問看護を行った場合は提供した訪問看護の内容についても記入	

上記のとおり、指定訪問看護又は看護サービスの提供の実施について報告いたします。

　　　　年　　月　　日

　　　　　　　　　　　　　　　　　　　事業所名
　　　　　　　　　　　　　　　　　　　管理者氏名　　　　　　　　　　印
　　　　　　　　　殿

※ NRS（Numerical Rating Scale）：痛みの強さの評価法。痛みの程度を0～10までの11段階の数字で評価する。

20 効率的な記録の書き方

記録は個別性の高い情報なので、取り扱い注意

　訪問看護師が作成する記録は、利用者の基本情報を記入する訪問看護記録Ⅰ、訪問ごとに記入する訪問看護記録Ⅱ、訪問看護計画書および訪問看護報告書、市町村等に対する情報提供書（利用者全員に必要な記録ではありません）などがあります。

訪問看護記録

●訪問看護記録Ⅰ

　訪問看護の依頼目的、初回訪問年月日、主たる傷病名、既往歴、現病歴、療養状況、介護状況、緊急時の主治医・家族の連絡先、指定居宅介護支援事業所の連絡先、その他の関係機関の連絡先などを記載します。利用者の背景を知るための基本情報となります。一度に情報を取ろうと初回訪問でいろいろ質問してしまうと、利用者が負担と感じることがあります。医師やケアマネジャーからの事前情報と合わせながら、何げない会話のやりとりから少しずつ情報を収集し、利用者の背景や全体像が見える記録に完成させます（p112参照）。

●訪問看護記録Ⅱ

　訪問年月日、病状、バイタルサイン、実施した看護やリハビリテーションの内容などをPOS形式[※]や経時記録など事業所内で統一した方法で記録します（p113参照）。記録は後回しにせず、訪問ごとに、その日のうちに記録することが基本です。看護記録の内容は、病気や障害、家

族についてなど個別性の高い情報です。訪問の途中に記録する場合は、記録する場所や記録の取り扱い方法など、個人情報の取扱いについて事業所内でルールづくりをする必要があります。

※POS は Problem Oriented System の略。問題思考型システム。カルテを標準化した形式で科学的に記載していく。

訪問看護計画書および報告書

　計画書は初回訪問では、利用者の状態によりますが、訪問開始後1〜2週間を目安に作成します（p108およびp114（精神科訪問看護計画書）参照）。計画書を元に、看護目標やサービスの内容、訪問回数などを利用者や家族へ説明し同意を得たうえでケアを行います。それ以外の場合は、訪問看護計画書のなかのケアや、看護目標を評価し、次の月までに計画書を作成します。報告書（p49、p109参照）は、月末までに作成し、医師やケアマネジャーに提出します。

情報提供書

　訪問看護ステーションでは、利用者や家族の同意を得て、①保健福祉サービス等との連携（精神の情報提供書p115参照）、②義務教育諸学校との連携、③保険医療機関や介護医療院、介護老人保健施設などに入院・入所した場合の継続した看護の実施や連携を目的に情報提供書を作成します。情報提供をした場合は、月に1回訪問看護情報提供療養費1,500円が算定できます。

　①②は関係機関の求めに応じて、記録を作成します。関係機関の情報提供を依頼した方の部署や名前、依頼を受けた日にちを看護記録に残しておきます。記録する場所は、事務所内で決めておく必要があります。③は、利用者が入院・入所したときに主治医に入院に至る経過などを文書で情報提供し、主治医が診療情報とともに入院先等の医師へ訪問看護の情報を合わせて提供します。

（大橋　美和）

（医療保険）訪問看護記録書Ⅰの一例

訪問看護記録書Ⅰ　　　　記録日：　　年　月　日

利用者氏名	○○　△△　様		男性	生年月日	昭和○年○月○日	（60歳）
住　　所	東京都○○区　○○			電話番号		
看護師等氏名	○○　○○子　[看護師]					
初回訪問年月日						
主たる傷病名	末期がん 胃がん					
療養状況	介護保険サービスは、福祉用具のみ利用。 2週間おきに、妻の付き添いで大学病院へ通院している。在宅療養を希望されており、状況をみながら往診導入を検討。					
介護状況	現在は自立					
現病歴	1年前、進行胃がん、周囲リンパ節・肝臓転移と診断をうける。 外来通院しながら化学療法を行ってきたが効果なく、中止となる。腹膜播種の状態で予後が厳しいと医師から説明を受ける。今後は緩和ケアを受けながら在宅療養を希望している。腹痛に対し、オピオイドが開始となっている。					
既往歴	50歳　糖尿病　内服治療中					
生活歴	自営業 洋菓子店を経営している。最近まで仕事を続けてきたが、現在は長男さんが店を継いでいる。					

家族構成	氏名	年齢	続柄	職業	連絡先	特記すべき事項
	○○　△○子	60	妻	無職		
	○○　△雄	35	長男	自営業		
	○○　○子	35	嫁	パート		
	○○	3	孫			

キーパーソン	妻
主な介護者	妻
住環境	1階が店舗 2階が住居となっている　エレベーターあり
訪問看護の依頼目的	症状観察と療養相談 妻の精神的サポート
在宅療養に対する利用者・家族の気持ち・希望	利用者：家族に負担をかけたくないが、家で過ごしたい。 家族：本人の気持ちを大事にしたい。介護がはじめてなので、何を手伝ったらいいのかわからない。
要介護認定の状況	

ADLの状況	移動	排泄	着替	食事	入浴	整容	意思疎通
自立	○	○	○	○	○	○	○
一部介助							
全面介助							
その他							

日常生活自立度	寝たきり度	J1		認知症の状況		
主治医等	氏名			医療機関名	■■大学病院	
	所在地	東京都				
	電話/FAX	/		緊急時の連絡先		
家族等の緊急時の連絡先						
介護支援専門員等	氏名			居宅事業所名	■■△居宅介護事業所	
	所在地					
	電話/FAX	/		緊急時の連絡先		
関係機関	連絡先	担当者		備考		
保健・福祉サービス等の利用状況						

(医療保険)訪問看護記録書Ⅱの一例

訪問看護記録書Ⅱ

利用者氏名	○○　△△　様		訪問職員氏名	○○［看護師］	
訪問年月日	年　月　日 13時30分 ～ 14時29分		サービスコード		
バイタルサイン	体　温	36.9 ℃	脈　拍	97回／分	
	呼　吸		血　圧	110／70	
	SpO₂	92 %			

利用者の状態（病状）

＜S＞
食べたあとに、お腹が張って苦しい

＜O＞
オピオイドは時間で内服。腹部全体に重苦しい痛みあり。NRS 2～3。食後に NRS 6となり、レスキュードーズ使用する。腹壁に腫瘤が触れ、全体的に固め。腸蠕動音減弱。腹部打診にて、腹部全体に鼓音聴取。排便はBSスコア（ブリストルスケール）3程度で1回／日あり。食事を摂ると腹部全体の張りが強くなり、摂取量がこれまでの半分程度になっている。食事前に予防的にレスキューを使用することを看護師が提案するが、我慢できる程度なので様子をみたいと考えている。

＜A＞
腹部が張るような痛みが続いている。腫瘍そのものによる痛みのほかに、腹部全体にガス貯留認めており腹膜播種による消化管の通貨障害による症状とも考えられる。食前にレスキューを使用することを、引き続き提案していく。

＜P＞腹痛の程度や、レスキュー使用状況など引き続き観察
　　　食事前にレスキュードーズ内服

実施した看護・リハビリテーションの内容

生活援助　　状態観察

排泄援助

処置

リハビリ　　マッサージ

指導　　　　療養指導　薬物管理指導　食事指導

管理

コメント

次回の訪問予定	○月○日

別紙様式3　　　　　　　　精神科訪問看護計画書　　　　　　　　年　月

患者氏名	○○　○○様	生年月日	昭和○年6月○日（50歳）
要介護認定の状況			
住　所			

看護の目標
入院せず、犬の世話をしながら自宅生活が継続できる

年　月　日	問題点・解決策
○○○○年 □月△日	問題点　：内服は必要ないと感じている 　　　　　　薬を飲まなかったり、自分の判断で調整している 短期目標：服薬の必要性を理解できる 　　　　　　服薬が継続できる 解決策　：【観察】薬の内服状況、頓用薬の使用状況 　　　　　　　　　服薬についての理解 　　　　　　　　　飲酒量 　　　　　　　　　感情の変化（怒りっぽくなっていないか）、表情（硬い）や言動（妄想の内容） 　　　　　　　　　喫煙の本数 　　　　　　　　　日常生活の状態（犬の世話、散歩、食事、睡眠、外出など） 　　　　　　　　　社会的かかわり（友達との交流状況） 　　　　　　　　　活動し過ぎていないか 　　　　　　【看護】お話をうかがい、いつもと違うことがないか確認する 　　　　　　　　　クライシスプランに沿って、看護師とともに症状の振り返りを行う 　　　　　　　　　気になることがあれば、関係機関と情報交換する 　　　　　　　　　入院が必要な時は、必ず事前に相談・連絡する 　　　　　　　　　支援者と話し合い情報交換をする（クライシスプランで評価）

衛生材料等が必要な処置の有無		無
処置の内容	衛生材料（種類・サイズ）等	必要量

備　考

上記の訪問看護計画書に基づき指定訪問看護を実施いたします。
　　　　年　月　日　　　　　　　　　　　　公益財団法人　日本訪問看護財団
○○　○○様　　　　　　　　　　　　　　　○○○訪問看護ステーション

　　　　　　　　　　　　　　　　　　　　　管理者氏名：□□　□□　印
　　　　　　　　　　　　　　　　　　　　　担当者氏名：△△　△△

上記の通り、訪問看護計画書について説明を受け同意しました。また、当該計画書の交付を受けました。
個人情報のため、取り扱いには十分ご注意ください。

署名日：　　　　年　　月　　日
利用者署名若しくは記名捺印欄

第3章　訪問看護をやってみよう

別紙様式1

訪問看護の情報提供書　　　　　　　　年　月　日

△区　殿　　　　　　　　　　　　　△△訪問看護ステーション
　　　　　　　　　　　　　　　　　　○○区□□
　　　　　　　　　　　　　　　　　　△△-○○-□
　　　　　　　　　　　　　電話番号　○○-○○○○-○○○○
　　　　　　　　　　　　　管理者指名　△△△△

以下の利用者に関する訪問看護の情報を提供します。

利用者氏名	
性別　（　男　㊛　）　　生年月日　昭和△△年○月□日　（○○歳）　職業	
住所	東京都△区□□　0-○○-△
電話番号	○○-△△△△-□□□□

主治医氏名	○○メンタルクリニック　△△○○
住所	東京都△区□□-○○-△△
主傷病名	統合失調感情障害
日常生活活動（ADL）の状況（該当する事項に○）	
移動　㊑　・一部介助　・全面介助　　食事　㊑　・一部介助　・全面介助 排泄　㊑　・一部介助　・全面介助　　入浴　㊑　・一部介助　・全面介助 着替　㊑　・一部介助　・全面介助　　整容　㊑　・一部介助　・全面介助	
要介護認定の状況（該当する事項に○）	
自立　要支援（　1　2　）　要介護（　1　2　3　4　5　）	
病状・障害 等の障害	年末年始は実家のある広島で過ごされた。退院時に比べ、衝動性は落ち着き生活リズムも整ってきている。 夜間も良く眠れている。服薬も忘れずにできている。
1月当たりの訪問日数（訪問看護療養費明細書の実日数を記入すること）　7日（7回）	
家族等及び 主な介護者 に係る情報	一人暮らし　他県に母親、姉がいるが介入はほとんどなし
看護の内容	病状観察　服薬管理　療養相談
必要と考えら れる保健福祉 サービス	
その他 特記すべき 事　項	

【記入上の注意】
1　必要が有る場合には、続紙に記載して添付すること。

21 訪問看護の1日の流れ・1週間の流れ・1か月の流れ

スタッフ全員で各自の行動を共有しておこう

1日の流れ

9：00〜 **朝のカンファレンス**
・ステーションにおいて全員で情報共有（p90、p91参照）
・スタッフ全員でその日の各自の行動を共有、確認、変更を行う
・メイン担当看護師から当日の訪問スタッフに申し送りをする

9：30〜 **訪問に出発**
・2件程度（時間は利用者の希望や必要に合わせて変更）

11：50〜 **ステーションへ戻る**
・自分宛ての電話連絡や伝言を確認し
・関係機関や利用者に連絡
・記録をする

12：20〜 **昼休憩**

13：20〜 **訪問に出発**
・1〜3件程度
　（時間は利用者の希望や必要に合わせて変更）

16：30〜 **ステーションへ戻る**
・自分宛ての電話連絡や伝言を確認し
・関係機関や利用者に連絡
・記録をする
・メイン担当看護師へ利用者の状態を報告
・関係者で利用者の状態について情報共有

17：30〜 **退社**

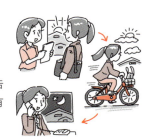

日々の業務では、訪問業務、スタッフや関係機関との情報共有が主になります。また、利用者の心身の状態だけでなく、家族の状況も変化しますので、状況に応じた調整が必要です。調整の際は、スタッフ全員で意見を出し合って検討したり、管理者に相談してみましょう。

1週間の流れ

週はじめに、スタッフ全体で1週間のスケジュール調整をし、利用者の病状変化や予定変更に合わせて、適宜スケジュールの調整をします。

1か月の流れ

前月末	・指示書の有効期限確認。訪問看護の継続について主治医に相談。訪問看護計画書および報告書を作成し、主治医に送付する
月初	・訪問看護計画書を作成し（医師、複数ステーションが関わる場合の他ステーション）、送付する ・訪問看護計画書を利用者の同意を得て利用者に交付する ・担当利用者全員に訪問看護計画書にサインを書いてもらう ・ケアマネジャーに訪問看護計画書を求められた場合は提供する ・初回訪問の実施
月末	・訪問看護計画書評価・修正（短期・長期目標の達成・未達成や看護問題等を見直す） ・訪問看護報告書等（医師宛）を作成し、送付する ・介護保険ではケアプランの提供を受ける ・情報提供書（行政等宛）を作成し、送付する ・介護保険では1か月の訪問看護の実践をケアマネジャーに報告する

月末は関係機関へ提出する書類を記載するため、訪問以外の業務が増えます。月初や月末に関係機関へ送付する書類は、多職種連携において重要なものです。利用者の状態に合わせて情報を記載、更新しましょう。

（前田あゆみ）

22 在宅で「看取る」ということ

家族の悔いが残らないような支援を

自分自身の心がまえ

　何度看取りを経験しても、看取りに携わるときには、緊張感があります。それ以上に、利用者や家族は、"これからどうなるんだろう"という思いをもって退院したり、病状が変化したときに、"どうしよう"と慌ててしまったり、"本当にこれでよかったのかな"など不安に感じることもあります。利用者や家族にとって、かけがえのない最期のときに、自宅で最期を迎えられてよかったと思っていただけるように、寄り添い、的確な判断と利用者本人・家族を尊重するケア、そして訪問看護だけではなく多職種チームで支えていくことが大切です。

訪問看護導入期〜安定期

●利用者・家族の意思決定を支援

　慢性疾患があり訪問看護を利用され、徐々に病状が悪化したり、加齢に伴う老衰で看取りになる場合もあります。一方で、がんの終末期などで自宅での看取りを希望されて退院となる場合もあります。まずは、自宅を選ばれた理由を聞き、その利用者、その家族らしい最期のときをすごしていけるように意思決定を支援します。

　1回の訪問ですべてを聞くことは難しいため、何回かに分けて聞いたり、聞く時間を設けるなど工夫をするとよいと思います。

● 訪問診療、訪問看護など医療体制のコーディネート

在宅看取りをするうえで、訪問診療は必要不可欠です。その理由としては、①利用者のADLが低下し通院できなくなるため、②病状の進行や臨死期にさまざまな症状が出ることがあり、利用者本人、家族の苦痛や不安がないように迅速な症状のコントロールが必要となるため、③訪問診療の介入がなく自宅で亡くなった場合、救急車で搬送もできず、不審死扱いとなるため警察の管轄となり、最後の最後で家族が嫌な思いをしてしまうからです。

最初は、訪問診療に抵抗をもっていたり、病院から見捨てられたと思う利用者や家族もいます。そのような方にはあせらず、時期をみて話をしたり、病院への通院と訪問診療を併用していく方法などを提案し進めていきます。

訪問診療にはさまざまな特色があり、利用者・家族との相性もあります。先輩看護師などに相談してアドバイスをもらいコーディネートしてもよいでしょう。

【在宅看取りを行ううえで主治医に求めたいこと】
・緊急時に往診の体制があること。
・24時間対応をしていること。
・医療処置、緩和ケアなど必要な治療が可能であること。例えば、必要に応じて麻薬の取り扱いや、点滴の取り扱いができる。
・利用者、家族の思いを尊重したかかわりが可能なこと。

● 利用者の病状やADL、家族の介護力をアセスメントし、ケアマネジャーとともに社会資源のコーディネート

利用者本人のADLや、自宅では家族が介護全般を担わなければならないため、家族の介護力など、アセスメントが必要です。また介護力が乏しい場合や、独居の場合には、介護職員などの社会資源の活用が必要です。

ケアマネジャーのなかには、医療や看護のことがわからなかったり、在宅看取りに不安を感じる方もいるため、一緒に介護職員や訪問入浴な

ど必要なサービスや、その頻度について検討していきます。また、ADLに合わせてエアマットやポータブルトイレ、シャワーチェアなど必要な福祉用具についても考え提案していきます。

　生活保護受給者の方や、独居で身寄りのない方は、ケアマネジャー等から、社会福祉事務所などに亡くなった後の埋葬のこと等、相談や確認をし、事前に準備しておくことも大切です。

● **万が一に備えておく**

　自宅看取りを希望されていても、さまざまな事情で断念せざるを得ない場合や、症状コントロールを目的に一時的な入院が必要な場合があります。通院先の病院や緩和ケア病棟、ホスピスなど、万が一の入院先を備えておくことも大切です。

看取りが1週間以内～数日以内に予測される臨死期

● **主治医から家族へ病状説明**

　一度説明を受けていても、病状が変化し看取りの時期が近い場合には、再度主治医から家族へ、現在の病状や予後の予測など説明してもらい、家族に臨終のときが近いことを理解してもらいましょう。また、在宅看取りの意思も再確認してもらいます。

　訪問看護師も病状説明の場面に立ち会うことができれば立ち会いましょう。家族が理解できているかどうかを確認しながら、説明が聞けるように、家族と主治医の橋渡しをしましょう。立ち会うことで、看護師から説明する場面でも、主治医と説明を合わせることができ、家族が混乱することを防げます。また看護師自身も病状の理解や説明の仕方など、とても勉強になります。

● **家族と話し合い、利用者・家族の意思決定を支援する**

　病状などが変化すると、利用者本人、家族の意思が揺れることがあり、事前に話し合っていても、もう一度意思決定を支援し、家族が"あ

のときこうすればよかった"などと悔いの残らないように、これからどのように過ごしたいかなど丁寧に確認し、ケアをしていきます。また、多職種チームでも、利用者本人・家族の思いを共有し、同じ方針で支援していきましょう。

- **利用者の病状やADLの状況をアセスメントし、ケアや利用している社会資源を見直し再コーディネート**

　ケアマネジャーや介護職員、訪問入浴など福祉職のなかには、看取りに不安や恐怖感を覚える方もいます。病状が変化したときなどには、困っていることはないか尋ねたり、家族に説明するようにわかりやすく、病状や観察のポイント、どのようにケアをしたらよいのかなどについて説明します。また紙に書くなど訪問先で確認できるようにわかりやすく提示するなど工夫するとよいでしょう。

　訪問看護のケア内容も見直しをしましょう。終末期で病状が変化しやすい時期や、医療処置が毎日必要な場合など頻回の訪問が必要となることあります。上司に相談し、訪問スケジュールを調整します。病状のアセスメントに不安がある場合には、先輩看護師に相談したり、同行してもらうよう工夫しましょう。また、頻回の訪問で調整が困難な場合には、もう1か所他のステーションと連携して行う場合もあります。

- **家族へ、看取りに向けての説明をし、家族のこころの準備もしておきましょう**

　病状が急に変化したときに、家族が慌てることのないように、臨死期の身体の変化や、これから起こり得る症状、それに対する対処方法や介護方法について、具体的に、わかりやすい言葉で説明しましょう。家族向けのパンフレットなどを用いるのもよいでしょう。

　先輩看護師が説明をする場面に同席させてもらうなどすると、言葉の選び方や説明の仕方などとても勉強になります。

　家族やケアマネジャー、介護職員が慌てて救急車を呼ばないように、病状の変化や不安なことがあれば、訪問診療、訪問看護に電話相談したり、必要があれば臨時で訪問する旨を伝えておきましょう。連絡先は、

わかりやすいように、紙に書き出して掲示したり、携帯の電話帳に登録し、事前に準備しておくとよいと思います。

●利用者本人が息を引き取ったら

家族が、息を引き取ったことを確認し連絡する場合がほとんどです。家族がそのときに慌てないように、脈拍や呼吸など具体的に息を引き取ったことを確認する方法や、主治医、訪問看護師への連絡方法を事前に説明しておきましょう。また独居の利用者の場合は介護職員が息を引き取った場面に遭遇する可能性が高いため、介護職員に説明しておくことも大切です。

独居や高齢の介護者の場合など、救急医療情報キットを利用し、万が一救急車を要請しても、主治医へ連絡が取れるように工夫してもよいでしょう。

亡くなったときの連絡方法や、連絡するタイミングなど主治医によって異なる場合があります。事前に確認しておくことで、スムーズに対応することができます。

法律上、医師が死亡診断をするまでは死亡扱いにならないため、利用者本人の身体を動かしたりする行為は違法となるため注意が必要です。主治医とよく相談して対応しましょう。

亡くなったら

●主治医による死亡確認、死亡診断書の作成をしてもらいます

埋葬するためには、医師の死亡診断書を役所へ提出し、埋葬許可証を受け取る必要があります。

生活保護を受けている利用者は、役所や社会福祉事務所などの関係機関に連絡し対応してもらうように声かけします。

時には、埋葬までの手続きや流れを知りたい、葬儀業者を紹介してほしいと家族から言われることもあります。地域で営業している業者の複数のパンフレットなどを活用し誠実に対応します。

●家族の希望でエンゼルケアを行います

　看取り直後のため、家族の気持ちに配慮をしながら、エンゼルケアの料金の説明をします。希望する場合には、家族のお別れが終わった後に行います。事前にエンゼルケアについて説明し、行うかどうかを確認できる場合にはしておくとよいでしょう。

　点滴やカテーテルなどがある場合には、すべて外します。ご家族にメイクや服装などを確認しながら、生前の面影が残るようにエンゼルケアを行います。

（松尾　萌）

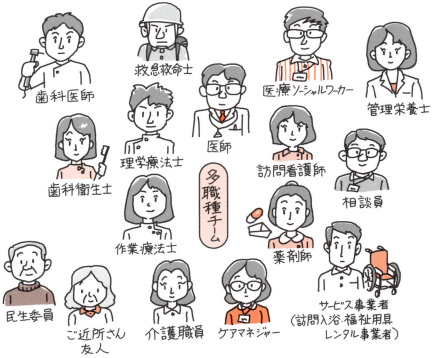

【参考文献】
・宮崎和加子監：在宅での看取りのケア―家族支援を中心に、日本看護協会出版会、2006年
・島内節、内田陽子：在宅におけるエンドオブライフ・ケア―看護職が知っておくべき基礎知識、ミネルヴァ書房、2015年
・OPTIM―緩和ケア普及のための地域プロジェクト：看取りのパンフレット http://gankanwa.umin.jp/

第4章

こんなとき どうする？

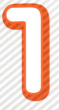

利用者宅でお茶菓子を出されたら

基本は断るも、柔軟に対応しよう

　訪問看護でお伺いしたときに、利用者本人や家族が茶菓子を出してくださることがあります。当然のことながら、看護師は客として伺うのではありませんし、利用者こそが私たちのお客様ですから、茶菓子でもてなしを受けるのは筋違いですね。さあ、どのように対応したらよいでしょうか。

●初回訪問時にきちんと伝える

　「家に看護師が来る」という事態に慣れている方は少ないですから、はじめてのときは、相手もどのように迎えてよいのか戸惑っているかもしれません。習慣的に来客への対応として、茶菓子が準備されるように思います。看護師を迎えるために、利用者や家族が忙しい思いをすることのないよう、また本来のケアに充てる時間がお茶で削られてしまったり、延長することにならないためにも、茶菓子の接待はお断りしたいところです。「私どもは客ではありませんから、そのようなお気遣いはどうぞご無用にお願いいたします」と、伝えてみましょう。初回訪問はそれを伝えるのにはよい機会です。自分自身に必要な水分は持ち歩くようにして、そのこともあわせて説明するとよいでしょう。

●相手の価値観を尊重する

　ただ当たり前のことですが、利用者も家族も、皆それぞれ多様な価値観をもっています。今までの生き方も、療養に関する考え方も、皆それぞれに違います。こちらの基本姿勢を押しつけるだけでは、うまくいかない場合もあります。できれば利用者とも家族とも、心を割った話がで

きる関係になりたい私たちですから、相手の価値観を尊重し、寄り添う姿勢を示す必要があります。準備された茶菓子は、まずは相手の好意として受け取り「ありがとうございます。せっかくですから頂戴いたします」と気持ちよくいただいてもよいと思います。そのうえで「今後はどうぞお気遣いご無用にお願いいたします」と伝えましょう。それでも繰り返し茶菓子が準備される場合は、相手なりの訳があるのでしょう。こちらの断りを遠慮しているだけと受け止めている、また「お茶の一杯も差し上げないで帰ってもらうなんて、とんでもない」と考えているのかもしれません。相手の思いを想像しながら、また折に触れ伝えていけばよいと思います。訪問を重ねるうちに訪問看護の姿勢を理解いただき、茶菓子がなくてもしたい話ができ、気持ちのいい時間を共有できることがわかっていただけたら素晴らしいと思います。

● **認知症の利用者の場合**

また、認知症の利用者がお茶をいれようとしているときは、その様子から生活がどの程度できているか、どこを支援すればよいのか、手がかりが得られる場合もあります。一緒にお茶の時間を過ごしてみることが工夫の1つになる場合もあります。

＊

茶菓子の接待は受けないことが基本姿勢ですし、利用者や家族が茶菓子の準備に奔走されるような事態は絶対に避ける必要がありますが、相手の価値観や思いも尊重し、柔軟に対応しましょう。ただし、お茶をいただくことになっても短時間で切り上げ、時間内で終わることが大切です。

（山本　尚子）

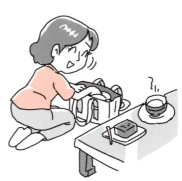

2 利用者宅でタバコのにおいなどがついてしまったら

におい消しは髪にも使える消臭スプレーで

● **におい消しスプレーを活用**

　愛煙家の利用者宅を訪問すると、タバコのにおいが移ってしまい、困ることがあります。部屋中タバコのにおいが染みついたようなお宅を訪問し、30分も過ごしたら、衣服も髪もヘビースモーカーのようなにおいになってしまいます。タバコのにおいをまとったまま、次のお宅を訪問しないように心がけましょう。退室後、次の訪問までに着替えるチャンスがあるようなら、迷わず着替え、髪にはにおい消しのスプレーをかけるのが一番です。

● **訪問の順番を最後に**

　訪問の順番を最後に組む工夫もしてみましょう。しかし、利用者には希望の時間があり、それはできる限り優先されるべきですから、思い通りにはならないかもしれません。

● **エプロン等で防御**

　袖のあるエプロン（予防衣）を身につけ、髪に三角巾等を巻き、退室後にそれらを脱いだうえで、自分自身ににおい消しのスプレーなどをかければ、ある程度の効果があります。しかしタバコのにおいは消しきれないので、次に伺う利用者がにおいに敏感であれば、気づかれる可能性が大です。苦情をおっしゃらなくとも、不愉快に思われることも考えておいたほうがよいでしょう。

● **素直に伝える**

　「タバコを吸う方の家を訪問していましたので、タバコくさいようで

したらすみません」と素直に伝えるのもよいでしょう。ただし、それ以上の個人情報を漏らすことのないよう、注意しましょう。

● **その他の困るにおい**

　タバコの他にも、困るにおいは多々あると思います。例えば、趣味で焚いていらっしゃるお香も、やはり衣服や髪にしっかりにおいがついてしまいます。ご本人にとっては大好きな香りでも、他の人にとっては苦痛になる場合もあります。

　他のにおいの場合も、基本的な対処方法はタバコと同じです。

（山本　尚子）

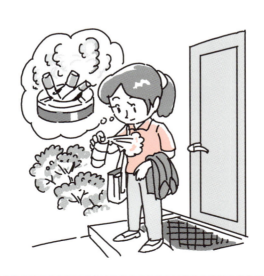

3 衣服が汚れてしまったら

衣服は汚れるもの。服や靴下の替えはいつも用意しておこう

● その日のケアによって準備を

　訪問看護は、利用者宅が看護の提供場所となり、利用者宅までは自転車か車での移動となります。ステーションごとに違いますが、動きやすく、相手に失礼のない服装ということで、ポロシャツにズボンという格好が多いです。

　利用者宅から事務所までが遠いときには、衣服が汚れたからといってすぐにステーションに帰ることができません。そのため、どのようなケアをするのかを把握し、事前にしっかり準備することがとても大切です。

　入浴やシャワー浴の介助の場合は、浴室用のエプロンやタオルが必要です。介護度が高い方の場合は自分たちが浴槽に入って介助することや自分の肩を持っていただくこともあるため、Tシャツや短パンも準備しておくといいでしょう。

　排泄ケアや食事介助のような、衣服が汚染される可能性がある場合は、ケア用のエプロンを準備します。

　また、感染症の方や易感染の小児への訪問時は、感染症から相手や自分を守るためにエプロンを使用します。

● 急なケアに役立つビニールエプロン

　あらかじめケアのためにエプロンなどを使用した場合は、もし汚染してしまっても問題はありませんが、急に排泄ケアをしなければならない場合や利用者が嘔気・嘔吐がある場合も少なくありません。そのときの

ために、私は日頃から簡易的なビニールエプロンを1つ訪問バッグに入れています。ビニールエプロンはコンパクトに収納できるのでいざというときに便利です。

● **替えの靴下は必需品**

また、利用者宅の環境はそれぞれです。とてもきれいに掃除が行き届いている家もあれば、そうでないお宅もあります。訪問看護は1日で数件の利用者宅をまわるので、汚れた靴下で次の利用者のお宅を訪問することはよくありません。そのため、訪問バッグの中には替えの靴下を1足は必ず入れています。

訪問看護では思いがけないことが起こります。利用者のご家族が採尿カップ（尿を取って置いていた入れ物）をこぼして、それを踏んでしまったことがありました。すぐに靴下をぬいで、アルコール綿で足裏を拭き新しい靴下をはきました。このときが一番替えの靴下があってよかったと思いました。

● **もしもに備えて**

もし、思いがけず衣服や靴下が汚れた場合、少しであれば洗面所で汚れた部位を洗ったり、アルコール綿などで拭き取ります。そして、汚れた服や靴下、エプロンを入れるビニール袋を必ず持ち歩いています。

また、利用者のなかには認知機能の低下や病気が原因でゴミを捨てられず、家がゴミで散乱していることもあります。ゴミの中で生活することは精神衛生上よくありませんし、感染のリスクも高まります。なぜゴミを捨てられないのかをアセスメントし、他職種と連携しながら生活を整えていきます。このような利用者宅に対してはあらかじめエプロンや室内用のスリッパを持参することもあります。ノミやダニによる皮膚疾患などから自分を守るために必要です。

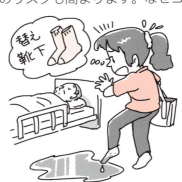

（竹内真由美）

4 わからないことについて質問されたら

知ったかぶりをせず、誠実な姿勢と対応で

　訪問看護は、看護師1人で利用者宅に訪問することが多いです。しかし、何回か他の看護師と同行し、どのような利用者なのかどのような環境で生活しているのかを複数名の看護師が確認します。そうすることで、自分1人で抱え込まず、ステーションに帰ってきてから看護師同士で相談できます。

● **治療に関する質問は必ず調べる**

　利用者は、さまざまな疾患をかかえており、1人で複数の疾患をもっている人も少なくありません。また、抗がん剤や放射線治療、透析などさまざまな治療を受けている方も多くいます。日々、医療は進歩していくなかで治療法も変化し、最近では代替治療や民間療法も多くあります。利用者も家族もインターネットや書物で得た知識に対して、訪問時に訪問看護師へ質問することが多いです。私は質問されたことに対して、自分が全く知らないことや少し聞いたことのある程度であれば、必ずその場で答えないようにしています。安易に答えることで、利用者や家族が混乱し、かかりつけ以外の医療機関を受けるなど、かかりつけ医との関係性が崩れる可能性もあります。安易な回答は信頼関係を損なうことになりかねません。知らないとだけ答えるのではなく、「次回の訪問までに確認します」などと答え、必ず調べたうえで答えるようにしています。

● **利用者からの情報だけで判断しない**

　また、病院やクリニックを受診したときに医師に言われたことについ

て質問されることも多いです。医師の説明内容と利用者が受け取った内容が違っていることも多いため、利用者からの情報だけでは返答せず、病院やクリニックに再度確認してから答えたり、次回の受診時に直接利用者から医師へ確認してもらうなどの対応をすることもあります。

医師以外にも在宅医療はさまざまな職種がかかわっており、それぞれが利用者や家族と話をします。他職種との会話でわからなかったことなどを訪問時に話されることもあります。それに対しても、利用者や家族からの話だけで判断せずに、他職種からも情報を確認したうえで相談にのることが大切です。

● **回答の期日を確認する**

質問されたときにその回答をいつまでにしなければならないかを必ず確認しています。次の訪問まででいいと自分だけが思っていても、質問した利用者や家族は明日のクリニックの受診までに聞きたいなどと思っているかもしれません。また、質問される内容によっては、他者との確認などに時間がかかることもあります。必ずいつまでに回答すればよいかを確認し、いつ返答できるか伝えましょう。

● **看護師の私生活に関する質問には注意**

看護師の私生活についての質問については、自分の私生活をさらけ出すことでトラブルになる可能性もあります。そのような質問に対しては「訪問看護に関しての質問ではないので答えられない」と伝えても問題ありません。

＊

1人で利用者宅へ行くことへの不安はありますが、誠実な姿勢で対応し、ステーションへ戻ってきてから調べ、先輩看護師に相談することで利用者との関係を深めることができます。

（竹内真由美）

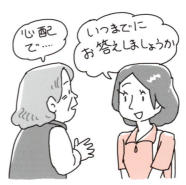

5 受け持ち利用者との相性があわないときは

特別な理由がなくても上司に相談しよう

　訪問をはじめたばかりのときは、「利用者や家族はどのような人かしら」と緊張しますね。話もギクシャクしてしまいますが、訪問回数が増えるたびに少しずつ、利用者の雰囲気や人柄がわかってきます。笑顔が見えたり、利用者から話しかけてくださると、少し空気が柔らかくなってきたと感じます。

● しばらく訪問してもギクシャクしている場合

　一方で、訪問回数が増えても最初に伺ったときのような緊張感がとれず、会話が続かず、話の流れも悪い、自分に対してなんとなくよそよそしさを感じる、そんな利用者とめぐりあうこともあります。利用者との距離を縮めるために、何とか興味のありそうなことを話題にするなど、いろいろと工夫してみますがそれでも雰囲気が変わらないことも珍しくありません。訪問時の自分の態度や言葉遣いを振り返ったりしても状況が変わらず、しだいに訪問すること自体が苦しくなってしまうこともあります。そのようなときは、職場の先輩に相談してみましょう。時間の融通がきくようなら、スタッフに一緒に訪問してもらい、客観的に見てもらってアドバイスを聞くと、状況を変えるきっかけがみつかるかもしれません。

● どうしても合わないときは担当変えを相談

　しかし、利用者も看護師も人間ですから、特別な理由がなくてもどうしてもお互いの相性が合わないと感じることもあると思います。苦しくなってしまっては、よいケアを提供できなくなってしまいます。そのよ

うなときは、担当を変えてもらえるかスタッフや上司に相談してみましょう。

● **1人の看護師に固執してしまう場合**

　訪問看護師の人柄の良さもあり、他のスタッフはダメと言われて困る場合もあります。訪問看護師は看護サービスのプロとして利用者にかかわるので、家族ではありません。

　1人の看護師が健康上の理由などで訪問できなくなるリスクも伝え、複数のスタッフでの対応を受け入れていただく工夫をしましょう。

　　　　　　　　　　　　　　　　　　　　　　　　（貝瀬　弘子）

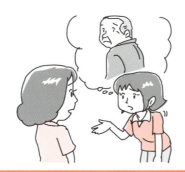

コラム　家族との関係がシックリきていないなかでの失敗

　家族との関係が何となくシックリきていない利用者宅での出来事です。ある日、利用者の足首をみようと、レッグウォーマーをたくし上げたところ、どこかで足首付近にすり傷を負っていたらしく、血の塊がレッグウォーマーに付着していたため、そのまま筋状の表皮剥離が上方数ｃｍほどできてしまいました。突然の出来事でしたが、家族との信頼関係が崩れてしまい、担当を交代することになりました。

　いつもなら下方にさげるのに、なぜあの時はレッグウォーマーを上方にたくし上げたのだろう、なぜもっと丁寧に観察しなかったのだろうと、猛反省しましたが、後の祭りです。家族との関係がシックリきていないと感じているときこそ、さらに丁寧なケアが必要だと痛感した出来事でした。

　時にはこのように切ない経験もありますが、乗り越えたあとには仕事を続けてきて良かったと感じることが必ずありますので、大切な学びの機会を与えられていると考えます。

6 寒い日や暑い日の心がまえは

気候に応じたひと工夫が大事

　利用者のお宅を訪問する際は、ステーションから自動車や自転車、あるいは徒歩で移動します。そのため移動中はどうしても気候に左右されます。春や秋の過ごしやすい季節で、天気が晴れや曇りのときは移動しやすいですが、雨のときは対策をしなければなりませんし、夏や冬の時期も看護師自身が体調不良を起こさないように、もしくは利用者の安楽のためにも、気温に応じた対策が必要です。

● **冬の寒い日の対策と配慮**

　特に、冬の寒い時期は移動中に手が冷たくなることが多いと思います。自転車や徒歩での移動時はもちろん手が外に出ていますので、すぐ冷たくなります。車の移動でも手が温まる前に利用者宅に着いてしまうことが多いので、手が冷たいままになりやすいです。手が冷たいままだと、例えばバイタルサインを測る際や、利用者の身体に触れる際に不快な思いをさせてしまうことが多々あります。私たちも急に冷たいものに触れたらびっくりして、嫌な思いをすることもあると思います。利用者に不快な思いをさせないためにも、さまざまな対策や利用者への配慮が必要となってきます。

　では、どのような対策や配慮をすればよいのでしょうか。まず、手を冷たくしないことが一番ですので、外に出る際は必ず冬用の暖かい手袋を装着して手を冷たくしないようにします。真冬はそれでも手が冷たくなることがありますので、カイロをポケットなどにしのばせ、冷たくなった際に温めるようにすることも大切です。

また、訪問時に手洗いをする際にお湯を用意できる環境であれば、お湯で手を洗い、手を温めます。そして、手を温める方法として、利用者の布団の中に手を入れて温める方法もあります。しかし、布団の中はプライベートな空間ですので、この方法は利用者との信頼関係ができているからこそできる方法であり、行うには注意が必要です。

また、利用者のバイタルサインを測定する際には、不快な思いをさせないように、身体に触れるもの、特に聴診器を利用者に使用する直前に手で覆い温める配慮ができるようになるとよいです。このひと工夫で利用者も安心し、信頼関係を深めることにも役立ちます。

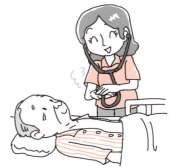

● **夏の暑い日の対策と配慮**

夏の暑い時期は、利用者だけでなく、看護師自身も熱中症や夏バテで体調不良を起こしやすい季節となります。

自分の体調を守るためにも暑い時期は帽子を被って日光を妨げ、首に保冷剤やひんやりとする素材のタオルを巻くなど、首元を冷やして移動するようにしましょう。また、移動中はなるべく日陰を通って移動するように心がけます。

（井原　彰代）

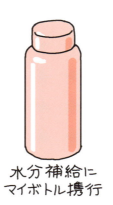

水分補給に
マイボトル携行

7 利用者宅に遅れてしまいそうなときには

遅刻しそうなとき、最初の連絡先は"利用者"

● **遅れそうなときは利用者宅に連絡を**

　原則として、約束した時間に遅れてしまうのは失礼にあたるので避けなければいけません。しかし、私たちは自転車や自動車、または徒歩で訪問先まで移動しますので、例えば道が混雑していたり、工事で道を迂回せざるを得ないことがあったり、または移動中に看護師自身が気分が悪くなったり、前の利用者の訪問が押していたりと、交通事情や、看護師の体調不良、スケジュールの都合等で、やむを得ず約束した時間に間に合わないこともあると思います。そのときは、まず時計を見て、頑張っても間に合わない、遅れそうと思ったときは、早めに利用者、もしくはそのご家族に遅れる事実をお伝えするのが大切です。利用者は私たちが来るということで準備をしてくださっていますので、なるべく早く伝えることが、利用者との信頼関係を築くうえでも重要です。万が一、訪問予定時間を過ぎている際も、利用者にすばやく連絡します。

● **連絡方法**

　伝える方法としては、電話で直接連絡するのがベストです。カルテを見て電話番号を確認し、利用者宅に電話します。その際に、必ず謝罪の言葉を述べたうえで、①約束した時間に遅れること、②遅れる事情、③何分ほど遅れるか、を利用者にお伝えします。例えば、「今自動車で移動しているのですが、道が混雑しているため、○分ほど遅れます、申し訳ありません」とお伝えします。

　もし電話できる環境でない場合、もしくは電話するのにとても時間が

かかる場合は、直接訪問し、謝罪したうえで、遅れた事情をお話しします。誠心誠意謝罪すれば、利用者も理解してくださることも多いです。

● **余裕をもったスケジュール組みを**

やはり遅刻しないことがベストですので、スケジュールは余裕をもって組むことが大切です。移動時間も予測して考慮し、訪問スケジュールを組むようにしましょう。そして、あらかじめ混んでいそうな道を通ることがわかっている場合や、大幅に時間がかかりそうだと予測できる場合は、通常よりも時間に余裕をもたせるようにしましょう。時間に余裕をもつことで、自分自身の気持ちにも余裕が生まれます。自分の気持ちに余裕があると、交通事故も減りますし、次の訪問にも精神的に安定して臨むことができます。「遅刻した」と焦って訪問するより、気持ちのうえで安定して訪問したほうが、利用者へのよりよい看護にもつながります。

（井原　彰代）

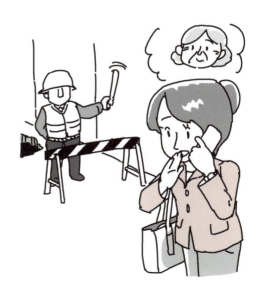

8 ペットを放し飼いにしている利用者宅では

ペットを見たら契約書も見よう

　ペットを癒しとし、大切にしている利用者も少なくありませんが、そんなかわいいペットでも、大切な処置やケアをするときには場所を取られることもあり、衛生面（清潔不潔）からもケアに支障が出るなど、正直邪魔者に変わってしまうこともあります。また自分自身が、動物が好きではなかったり、アレルギーがあると切なくなりますね。

　そのようなときは、契約書にペットに関する項目があるか確認しておきましょう。

　契約書にある場合は、契約時にペットの対応について理解していただくよう詳しく説明しましょう。ない場合は、別にp141のようなお願い文書を作成してわたし、大切なケアがあることや、自分にアレルギーがあることを丁寧に説明して、訪問時はペットを別室に移動させていただくなど、近づかないように協力していただけるようお願いしてみましょう。

　当財団の「あんしん総合保険制度」の従事者傷害保険では、訪問先の飼犬にかみつかれた場合等が保険の対象となります。

（貝瀬　弘子）

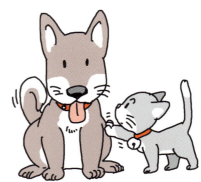

第4章　こんなときどうする？

ペットと共に暮らしていらっしゃる方へ

こんにちは訪問看護です。訪問看護をご利用くださいましてありがとうございます。
さて、最近ではペットを室内で飼うご利用者の方が増えております。
ご家庭で療養されている皆様におかれましては、ペットはかけがえのないパートナーでしょう。
私たちは、皆様の思いや希望に添いながら、訪問看護を行っていますが、医療安全の点からペットの件で不安に感じることがあり、訪問看護従事者の交代などもしています。
例えば次のようなことがありました。

ご利用者への影響
■ご利用者をベッドから車いすに移動介助中に、訪問看護師がいつの間にか寄ってきた猫のしっぽを踏んでご利用者を落っことしそうになった。
■猫を飼われているご利用者の次に訪問したご利用者が、猫の毛のアレルギーがある方で発作が起きた。
■点滴の針を刺している途中、犬が騒ぎ、針を刺しなおした、など。

訪問者の被害・困惑
■訪問看護従事者が犬にかまれて受診した。
■犬が苦手で怖い。猫が好きでない。アレルギー体質で咳発作をおこす。
■訪問カバンの中身を犬の唾液で汚された、など。

次のことをお願いいたします
■ペットの健康状態も含めペットの動きなどをお聞かせください。
■その結果、必要であれば訪問滞在中は、別室又はケージに入れるか、繋ぐなど、看護の中断や事故が起きないようなご対応を是非お願いします。

※なお、契約書に記載しているとおり、改善等のご対応をしていただけない場合は、訪問看護の目的達成が困難なためご契約を終了させていただくことがあります。

△△法人　○○訪問看護ステーション
管理者　　＊＊＊＊

（日本訪問看護財団会員用ページより）

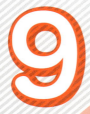

家族から虐待されている利用者を発見したら

虐待予防も多職種連携がキーポイント

●まずは先輩や管理者に相談を

訪問看護で利用者に看護を提供するなかで「これは虐待かも…」と気がつくことがあるかもしれません。そんなときは、まずは先輩看護師や管理者に報告し相談しましょう。そのうえで、主治医、ケアマネジャー、地域包括支援センターにも報告し、早期に対処方法を検討することが大切です。

●高齢者虐待の特徴

高齢者虐待の要因に、介護による疲労感やストレス、高齢者自身の認知症などによる言動の混乱、介護による孤立などがあります。また、虐待している人のなかには高齢者が危険な状態に陥っていても、虐待の自覚がないことが多いのも特徴です。オムツ交換やトイレ介助が頻回になるから、水分やお茶を飲ませない状態が続き、本人もほしがらず、いつの間にか脱水から熱中症になることがあります。

訪問看護師として利用者本人への看護の提供だけでなく、介護を担う家族の精神的な支援や介護負担を軽減するための社会資源の紹介等を行うことも、主治医やケアマネジャーなど多職種と連携を図り、虐待を予防する手立てを講じることも大切です。

●高齢者虐待防止法の分類

高齢者虐待防止法[※]では、高齢者虐待を以下の5つの行為に分類しています。

①身体的虐待

身体に外傷が生じ、または生じるおそれのある暴力を加える。
②介護・世話の放棄・放任
養護を著しく怠る、衰弱させるような著しい減食、長時間の放置、養護者以外の同居人による虐待の放置など。
③心理的虐待
著しい暴言または著しく拒絶的な対応など、心理的外傷を与える言動を行う。
④性的虐待
わいせつな行為をさせる、またはわいせつな行動をすること。
⑤経済的虐待
養護者または親族が財産を不当に処分したり、不当に財産上の利益を得ること。

※高齢者虐待防止法：正式名称は、高齢者虐待の防止、高齢者の養護者に対する支援等に関する法律。介護保険法では「身体拘束」は虐待となります。　　　　　　　　　　　　　　　　　　　　　（高橋　洋子）

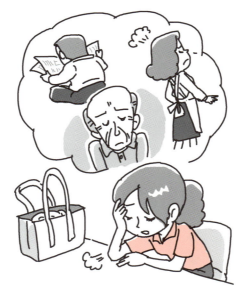

【参考文献】
・日本訪問看護財団編：訪問看護お悩み相談室　平成30年版、中央法規出版、2018年

10 救急車要請の方法を周知するには

急変時対応マニュアルを作成してみよう

　在宅で療養されている方は、さまざまな疾患、医療行為、障がいがありながらも、病状が安定していることが基本です。しかし、いつ、病状の悪化による急変、転倒などの事故により救急車の要請をしなければならなくなるかわかりません。そのため普段から、緊急時の連絡方法を利用者・家族に周知しておくことが大切です。

● **まずはステーション、次に救急車**

　多くは訪問看護ステーションの緊急電話への連絡を最優先に指導している場合が多いと思われます。病状によっては、看護師の訪問を待っている時間がなく、家族に救急車の要請を依頼せざるを得ない場合もあります。その場合は、落ち着いて119番通報をし、住所、病状などを伝えるよう声かけを行いましょう。

● **訪問中の急変の場合**

　また、訪問中に病状の急変に遭遇してしまうこともあります。訪問は、基本1人で行います。病院のように、すぐに駆けつけてくれるスタッフはいません。看護師がパニックになってしまうと、利用者・家族の不安を大きくしてしまいます。その場合、看護師は、利用者の対応にあたらなければならないため、家族に要請し、主治医への連絡、救急車の依頼など、落ち着いて的確な指示ができるよう普段から心がけておく必要があります。しかし、看護師といえども、急な病状変化には冷静な判断が困難な場合があります。急変時の対応についてのマニュアルなどを作成し、普段から訓練しておく必要があります。　　　（西村　順子）

第4章　こんなときどうする？

救急車連絡方法
1．119番にかける
2．「名前は○○○○です。年齢は○歳です。
　　住所は○○町○の○です。
　　電話番号は○○○-○○○○です」
3．「○○の病気をもっています」
4．今の病状を伝える：
　　　　いつ、どこで、どうなっているのか。
　　　　呼吸状態、意識状態はどうなのか。
　　　　（詳しい病状については消防士さんが丁寧に質問してくれるので正しく答えていきましょう）

緊急連絡用電話のお知らせ

緊急連絡用電話番号
①080-○○○○-○○○○
②○○○-○○○○（営業時間外は転送）

訪問看護ステーション△△△△へ緊急の用事がある場合には、上記の電話番号へ電話してください。

　　　　　　　　　住所：東京都○○○○○○
　　　　　　　　　　　　訪問看護ステーション△△△△

※電話の側にはっておくと便利です。

145

11 看護師の体調がすぐれないときには

出勤は病院で診察を受けてから

　発熱、嘔吐、下痢など自分の体調が悪いときは上司に報告し、対応の指示を確認しましょう。高熱や嘔吐など明らかに就労が難しい状況の場合は、欠勤し医療機関を受診する必要があります。しかし、微熱や家族の体調不良など、就労は可能な状況だが、ややいつもの体調と違うというときが判断に困ります。まず、受診をし、主治医の意見を確認するのがよいと思います。

　体調がすぐれないまま訪問していて、運転中の交通事故や訪問中の事故が起こることも想定されます。自分が病気では利用者への看護も充分かどうか不安ですし、笑顔を見せられないでしょう。

　なお、やむをえず欠勤しなければならないときは、自分の訪問予定者、訪問内容について上司に報告し、利用者の訪問が漏れることがないように注意しましょう。

（西村　順子）

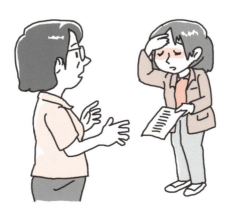

12 インフルエンザなどの感染症になったら

無理な出勤が感染拡大を生むのです

　感染症に罹患した場合は、各事業所の規定に合わせて対応する必要があります。迷惑をかけてしまうからと気を遣い、無理に出勤することは、感染の拡大につながります。また、抵抗力の弱い利用者に感染させてしまうと重篤な状況になりかねません。どのような感染症であっても、出勤が可能かどうかの最終的な判断は、医療機関を受診し、医師の指示を確認するようにしましょう。

● **インフルエンザの場合**

　予防接種は必ず行いましょう。看護師本人が感染した場合は、解熱後2日間の出勤停止。家族が感染した場合は、毎朝、検温を行い37℃以上の場合は出勤停止。熱はなく、出勤した場合、マスク着用、手洗い、うがいの励行を行います。

● **ノロウイルスの場合**

　本人・家族が罹患した場合、どちらであっても出勤停止。嘔吐、下痢が消失し3日間は出勤できません。

※上記日数は例であり、各事業所の規定に合わせて対応していく必要があります。　　（西村　順子）

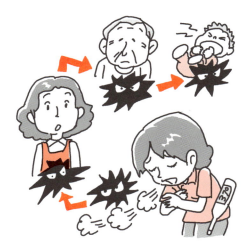

13 感染症対策としてすべきことは

了承を得て手洗い・うがいから

　感染症には誰でもかかる可能性があります。感染したことに気づかず、自分自身が媒体となり感染を拡げてしまう可能性もあります。そのため看護師として細心の注意を払い、感染症とかかわる必要があります。

●一番は手洗い、うがい

　予防対策の一番は手洗い、うがいですが、訪問看護の特徴として、看護の場が利用者の住まいという特殊性があり、洗面所や台所の使用ができない場合があります。ただ、感染への理解は不可欠なものなので、利用者・家族の理解を得ることが重要です。初回訪問時に、感染症の有無にかかわらず、前後の手洗いについて、外部から病原体を持ち込まないためにも必要であることを説明し、了解を得ておくようにしましょう。どうしても、手洗いの了承が得られない場合は、速乾性アルコール消毒液を持参していくのもよい方法だと思います。うがいについては、可能な状況ならば、手洗いとともに訪問の前後に行うことが理想ですが、手洗い以上に抵抗の強い行為となり実施は困難なことのほうが多いと思われます。予防策として、インフルエンザの流行期や、看護師・利用者の体調が悪いときは、マスクを着用させていただくのがよいと思います。

●訪問順序の変更

　訪問前に利用者の感染が把握できている場合は、訪問の順序の変更の検討も必要です。他利用者の感染を考慮し、午前・午後の最後に訪問するようにしましょう。その場合は、時間の変更などの連絡を行い、了承を得る必要があります。

感染症にはさまざまな疾患があるので、基本的に事業所の「感染マニュアル」に沿って対応します。管理者は感染マニュアルの整備、スタッフへの周知、教育が必要です。特にスタンダードプリコーションの周知は重要です。

(西村　順子)

「隔離予防策のためのCDCガイドライン」(2007) での勧告

要素	勧告
手指衛生	○血液や体液で手が目に見えて汚れている場合は、水と石けんによる手洗いを行う ○目に見えた汚れがない場合は、擦式アルコール製剤を用いて手指衛生を行う ○病原体の伝播を防ぐため、患者周囲の環境表面に不必要に手を触れない ○個人防護具を着用する前、外した後は手指衛生を行う
手袋	○手袋の着用が必要な場面 　・患者の湿性生体物質や粘膜・傷のある皮膚に手が触れる可能性のある場合 　・環境および医療機器を清掃する場合 ○2人以上の患者のケアに同じ手袋を着用してはならない ○手袋は使い捨てとし、洗って再使用してはならない ○体の汚染された部位から清潔な部位へ移動する場合は、手袋を交換する
エプロン・ガウン	○患者の湿性生体物質で衣服が汚染されそうなとき ○患者のいる環境から出る前にガウンを脱ぎ、手指衛生を行う
マスク	○患者の湿性生体物質で口・鼻の粘膜が汚染されそうな時に着用する
ゴーグルフェイスシールド	○飛沫が目に入りそうな時 ○顔や目・口・鼻の粘膜が汚染されそうな時
患者ケア用の器具・器材	○微生物がほかの人や環境に移らないような方法で取り扱う ○消毒・滅菌を行う前には、洗浄剤を用いて有機物を除去すること ○湿性生体物質に汚染された可能性のある器具類を扱う時には、個人防護具（手袋・ガウンなど）を着用すること
環境整備	○患者周辺の環境表面における高頻度接触表面は、その他の表面より頻回にクリーニングし消毒する
布類	○空気、環境表面、人の汚染を回避するため、使用済みの布は出きるだけ振り動かさないようにして取り扱う
針刺し・鋭利物損傷の防止	○使用後の針はリキャップせず、針捨てボックスへ廃棄する ○安全装置つきの器具を使用する
患者の収容	○患者の収容について決定する際は、感染性病原体の伝播の可能性を考慮すること
呼吸器衛生・咳エチケット	○くしゃみや咳の症状のある人はマスクを着用する ○症状がある人がくしゃみや咳をするときは、口・鼻を覆うように指導する ○ティッシュを使い、ノンタッチのゴミ箱に捨てる ○呼吸器性分泌物で手が汚れた後に、手指衛生を遵守する ○症状のある人からは、1m以上の間隔を空ける

【参考文献】
・満田年宏訳・著：隔離予防策のためのCDCガイドライン2007、ヴァンメディカル、2007年

14 食事や休憩をとれる場所を把握するには

My コンビニ Map、トイレ Map をつくってみよう

　訪問看護は利用者宅を訪問するのが基本です。広範囲での訪問になる場合があり、移動に時間がかかり、午前・午後の訪問の間に、事業所に戻ってきていては、ゆっくり休憩がとれない場合もあります。その場合は、車中や休憩できる場所で、昼休みを過ごします。また、困るのがトイレです。利用者宅でお借りすることも可能ですが、信頼関係がきちんとできていないと言いにくいものです。最近では、スーパーのなかにくつろげるスペースのある施設も増えています。そこで、スーパー、コンビニ、トイレなどの情報を記入した地図などを作成し活用するのもよいと思います。

　ただ、昼休みに、スタッフ間の情報交換などコミュニケーションをとることは大切なことです。なるべく、事業所に戻るよう心がける必要があります。

　なお、訪問や移動中に事故に巻き込まれていたりしては大変です。管理者はスタッフの1日の動きを把握しておく必要がありますし、スタッフも勤務上、昼休みに一旦戻れないようなときは、必ず、管理者に報告することが重要です。

（西村　順子）

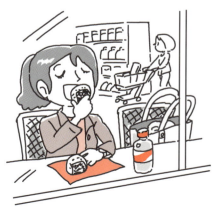

15 天気が崩れた際の訪問の判断は

天候による危険を判断するために必要なこと

　訪問看護は施設のなかで行う看護ではなく利用者宅に行かなければならないので、天候の影響を大きく受けます。車で訪問している地域では、防風、大雨などの影響は少ないかもしれませんが、自転車で訪問している地域においては影響が大きいと思われます。雪に対しても、通常雪の少ない地域では、少しの雪が積もっただけでも渋滞となり、身動きのとれない状況になります。天気予報などを確認しながら、利用者宅と相談し、訪問を中止する場合もあります。しかし、医療依存度が高く、どうしても訪問を休めない場合は、できるだけスタッフの安全を確保できるよう、時間帯の変更やルートの検討などを行い、2人体制で訪問するのがよいと思います。いずれにしても、管理者と相談し指示を受けるようにしましょう。

（西村　順子）

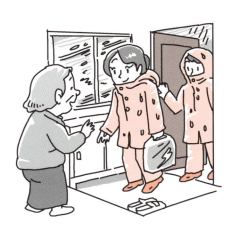

16 迷惑行為を受けたときの対応は

曖昧な態度が危険を招く！

　訪問看護は1人で利用者宅に訪問することが多いため、いろいろな危険があることを忘れてはなりません。介護者が男性である場合や、精神疾患などの幻覚、幻聴により思わぬ危険が迫ることがあるかもしれません。危険な状況になる可能性があることを常に念頭におき、回避できる方法を考えておく必要があります。利用者からの要望には拒否することが難しいこともあるかもしれませんが、曖昧な態度が、かえって危険な状況を招く場合もあります。看護師として、毅然とした態度で接することが大切です。もしもの時のために、防犯ブザーを持つことも危険回避の方法の1つです。訪問中に危険を感じることがある場合は、「今日はおつらそうですね。またにしましょうね」とすぐに退室することも1つの方策です。利用者と訪問看護師の気まずい関係が生じないように注意します。どのような内容でも、必ず上司に報告、相談するようにしましょう。

【事例1】40歳代、統合失調症の男性の独居宅への訪問です。時々、外の電車や車の音に敏感に反応することはありましたが、内服コントロールで症状は安定していました。訪問時もギターを弾くなど、笑顔で会話ができる状況でした。しかし、病状が進行し、無表情であったり、多弁でハイテンションの日があったりと、不安定な状況となりました。訪問時も行動や、表情の変化が激しく、看護師1人の訪問では不安との報告が担当看護師よりあり、主治医に相談し、精神科訪問看護指示書の複数

名訪問の必要性を記入していただき、2人体制での訪問に変更しました。

【事例2】訪問先の家族は猫が大好きで、6匹の猫がいます。1時間ほどの訪問を行い帰ろうとしたとき、玄関に脱いだ靴のなかが濡れているのに気づきました。猫がおしっこをしてしまったようです。車のなかにたまたまスリッパを入れていたので履き替えることができましたが、家族に言うこともできずつらい経験でした。そのときから、替えの靴下を持ち歩くようになりました。

【事例3】50代後半で若年性認知症の女性は、夫と娘の3人で生活しています。家族は仕事のため、日中は独居の状況となります。ある日、リハビリスタッフが訪問し、回想訓練として、室内にあるオルゴールの操作を本人に行っていただきましたが、なかなか操作ができません。その時、ちょうど夫からの電話で操作方法の説明があり、スタッフは驚きました。夫が留守中の妻の安否確認のため、室内にカメラを設置し、遠隔操作ができるようにされていたようです。迷惑行為を受けた訳ではありませんが、訪問看護は利用者宅という密室になるため、言動・行動には十分注意する必要があると改めて考えさせられた事例でした。

（西村　順子）

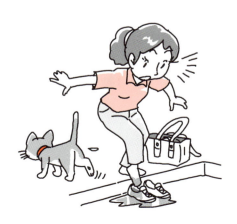

17 交通事故に遭ってしまったら

交通事故対応マニュアルを備えよう

　訪問看護はステーションから利用者宅まで、車、自転車、自動二輪車、電車などそれぞれの地域に適した移動手段で向かいます。そこで問題となるのが事故です。訪問看護師が加害者、被害者になる場合、自損事故の場合があります。いずれにしても、事業所、管理者、安全管理責任者等への報告とともに警察への連絡を行うようにします。必要時は救急車を要請します。自動車事故の場合、事故の大きさによっては、相手側よりその場で示談の申し出がある場合もありますが、業務中であることを説明し、警察・事業所への報告を行うようにしましょう。

　業務中に限らず、事故を起こしてしまうと、思わぬ事態に気が動転し、冷静な判断ができなくなってしまいます。普段から安全運転の教育、事故に遭ったときの対応方法について訓練しておくことが望ましいです。車中に、事故相手の最低限必要な情報（名前・住所・電話番号・仕事先・車等の種類・ナンバー等）を項目ごとに記入できるメモの準備をしておくと情報の洩れを少なくできます。そのほか、連絡の順番、電話番号などを記入したマニュアルも準備しておくことが大切です。

　安全運転に努めることが大切ですが、不幸にも事故に遭ってしまったときは、自分の安全確保はもちろん、相手の受傷状況に合わせ蘇生を行うなど、適切な処置をする必要があります。

（西村　順子）

第4章　こんなときどうする?

事故相手の情報メモ
名　　前：
住　　所：
電話番号：
勤　め　先：
車　　種：　　　　　　　　　ナンバー

交通事故マニュアル

事故発生（物損事故）

訪問看護ステーション○○○○○○に連絡
↓
事務 …リース会社（担当者氏名）に電話連絡　電話：○○○-○○○○
↓→ 車両担当者
↓
訪問看護所長 …訪問交代・現場へ派遣等
　　　　　　　所長携帯：090-○○○○-○○○○
代表　　　　　代表取締役携帯：080-○○○○-○○○○
　　　　　　　取締役携帯：090-○○○○-○○○○

※保険会社の指示に従う
　現場検証をする場合は、終了まで立ち会う
※相手の連絡場所の確認
　氏名・住所・電話番号・勤務連絡先

事故発生（重篤な人身事故）

救急車に連絡 …応急救護、二次災害防止策をとる
↓
警察へ事故発生報告 …日時・場所・死傷者とケガの程度（現場検証立ち会う）
↓
訪問看護ステーション○○○○○○に連絡 …物損事故の流れと同じ
↓
搬送病院に行く

18 グリーフケアとは

訃報を受けたらすぐに駆けつけよう

● **訃報の連絡を受けたら**

　利用者の訃報の連絡を受けたらできるだけ早く駆けつけましょう。まず、遺族に電話連絡をして弔問に伺う日時の相談をします。弔問の時期は本通夜の前、訃報を聞いた当日が好ましいのですが、夜間や休日になるときは翌日のなるべく早い時間に訪問します。その際、なるべくかかわっていたスタッフと時間を合わせるようにします。また、一緒にかかわっていた関係機関のスタッフとも訃報の連絡を取り合い、可能な限りまとまって訪問するのがよいでしょう。なぜなら遺族は、深い悲しみのなか、故人をしっかりと見送るために通夜・葬儀の準備をしたり、故人の親戚や知人への連絡で忙しい時間を過ごしているからです。

● **弔問する**

　弔問の場所は主に自宅ですが、最近では斎場に安置されていることも多くなっています。服装は、地味で落ち着いた色の清潔な服装であればよいとされています。派手な色やカジュアルすぎるもの、動物の皮は避けましょう。また派手なアクセサリーも控えましょう。喪服を着用するのは、不幸を予期していたように思われるので控えます。看護師は職員としての立場上、通夜・葬儀には出席しないことが多いのですが、参列する際にはそれに準じた黒の礼服姿で出席するようにしましょう。

　弔問の際の持ち物は、何も持たずに駆けつけることが多いのですが、白い花籠を持参することはあります。

　故人に挨拶をする際、あらかじめその家の宗教を確認し、それに合わ

せた対応をしましょう。仏教式は線香をあげますが、神式・キリスト教式では線香をあげないなど、祈りの方法に違いがあるからです。

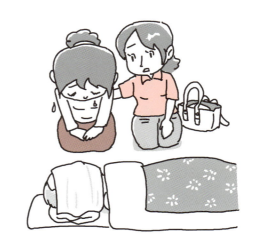

弔問時の遺族への言葉かけは、訃報の知らせを聞いて深い悲しみを感じている気持ちを伝えるようにしましょう。遺族の思いに寄り添い、遺族の感情を肯定的にとらえ共感する姿勢でいましょう。そして「つらいときはいつでも連絡くださいね」と遺族が悲しみに耐えられないとき、吐露する場所があることを伝えてあげましょう。

● **グリーフケアについて**

小野[1]は「グリーフケアとは、死別による心理的な影響に焦点を当てるだけでなく、家族関係や生活への影響といった、死別により生じた二次的影響を含めた支援が重要」であると述べています。死別の過程は苦しみなしでは経過しえず乗り越えることも難しいものです。そんなとき、生前からかかわっていた看護師との会話や思い出話は、時に遺族の悲嘆を和らげることもあります。強い抑うつ状態などの病的な悲嘆がみられる際には受診をすすめましょう。亡くなられて3か月頃までに電話や訪問により話を聴くこともあります。　　　　　　　　　（石田恭仁子）

【引用文献】
1) 小野若菜子：地域に根ざした看護職が行なうグリーフケア；思いやりのあるまちづくりをめざして、聖路加看護大学、p6、2013年

【参考文献】
・伊藤礼子編：お葬式に行くとき 来てもらうときはこうします（大人のマナーこれだけBOOK）、小学館、p95、2008年

19 ステーション内で相談したいことができたら

相談事は要点を押さえて話す訓練を

　訪問看護は1人で訪問することが多いため、1人で悩みを抱えることが多くなりがちです。利用者や家族とのかかわりで困ったときは、所長や副所長などの管理者や、前任の担当者などに相談するようにしましょう。

　相談するときのコツを紹介します。

●内容を5W1Hで整理

　何に困っているのか、相談内容を整理しましょう。5W1H（Who 誰が、When いつ、Where どこで、What 何を、Why なぜ、How どのように）を意識して簡潔に内容を伝えましょう。相談は愚痴とは違うので、だらだら話さず、簡潔に伝える意識をもちましょう。相談内容をまとめることで、自分の感情を振り返ることも大切です。

●忙しくないときに声かけを

　訪問看護師は日々、訪問に追われ多忙ですので、相手の状況に配慮しましょう。相談相手の次の訪問までの時間や、状況を確認したうえでの声かけが必要です。相手が多忙である場合、先にアポイントを取っておくといいでしょう。声をかけるときには、「今お時間よろしいでしょうか」などの一言を添えましょう。相手への配慮ができているとぐっと印象がよくなり、親身に相談にのってもらえるはずです。

　1人で抱えこまずに情報を共有すること、人の意見を聞いて視野を広げるのに役に立ちます。

　日頃からの相談しやすい関係づくりも大切です。自分から積極的に挨

第4章　こんなときどうする？

挨拶や声かけをして信頼関係をつくっていると、いざ困ったときに相談にのってもらえたり、時には助けてくれる人もみつかるはずです。

（宮本　晶）

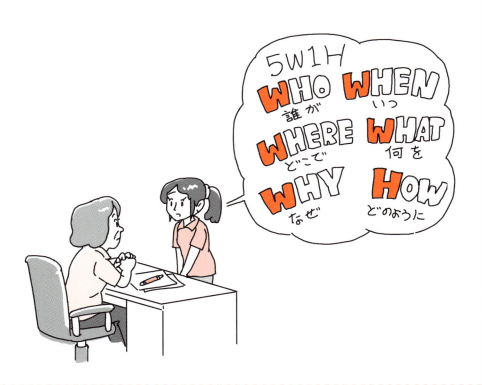

20 ヒヤリハットから学ぶ効果的な訪問看護

スタッフと共有して事故防止に役立てよう

訪問看護のヒヤリハットの特徴

　ヒヤリハットとは「傷害・損害は与えなかった・受けなかったが、ケアの現場でヒヤリとした・ハットした事柄」のことです。訪問看護は一人で利用者宅を訪問してケアするのが原則となるため、自分で訪問スケジュールを立てて訪問し、緊急事態が発生しても一人で判断をして対処することが求められます。また、訪問時は利用者と1対1ですが、実際のサービス提供においては利用者や家族にかかわる複数の機関や職種との連携を必要とするため、多くの人とやりとりを行うことになります。このような訪問看護の特徴から生じるヒヤリハットの事例をいくつか紹介します。

● 事例1：うっかり訪問を忘れてしまった

　「予定から30分程経っても看護師が来ない」と利用者から問い合わせがありました。褥瘡処置で毎日の訪問が必要な利用者でしたが、その日の担当看護師は対応日を忘れていて訪問しておらず、謝罪の連絡をしてすぐ訪問しました。予定表のチェックミスが原因であったため、スタッフ同士で予定表を確認し合うことを徹底するようにしました。

● 事例2：間違えて書類を送ってしまった

　利用者の看護サマリーをFAXしましたが、送った後に利用者が通院している病院とは異なる病院にFAXしてしまったことに気がつきました。すぐ先方に電話をして謝罪し、先方に赴いてFAXの用紙とデータを

削除する手続きを行い、利用者にも説明をしました。FAX送信時は複数のスタッフで宛先と番号のダブルチェックをすること、事前に先方にFAXの送信をする旨を伝えることをスタッフ皆でルール化することとしました。

● **事例3：利用者から預かっている鍵を戻し忘れた**

その日の担当看護師は利用者から預かっている鍵を所定の位置に戻しておらず、退社直前に気づきハッとしました。そのまま鍵を持って帰ってしまい、夜間その利用者に緊急訪問が必要となったら…次のエラーにつながってしまいます。電話当番が退社前に必ず鍵が戻っているかチェック表を用いて確認する、訪問バッグの決まった場所に鍵をつけるようにする（万が一戻し忘れても探す場所がわかる）という対策をチームで立て、1か月後にその方法がどうか再度話し合いをすることにしました。

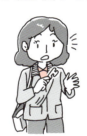

ケースの共有と対策の検討

実際にヒヤリハットを経験したら、「気づいてよかった」で終わらせるのではなく、それをステーションのスタッフ同士で共有することがとても大切です。特に訪問看護は単独で行動したりケアしたりすることが多いため、「私にも起こり得ること」と他のスタッフが気づく機会になります。そして、どうして起こったのか、どうしたら次回防ぐことができるのかを皆で話し合ってみましょう。対策を検討する際には「5W1H（誰が、いつ、どこで、何を、なぜ、どのように）」が明らかになっていると、より具体的でシンプルな対策となります。このようにヒヤリハットを口に出して共有したり、一つひとつの作業を改善したりすることが、大きな事故の発生を未然に防ぐことにつながるのです。　　（新村　恵子）

21 他職種とのよりよい関係づくりの方法は

役割を理解し、相手を知る努力をしよう

　訪問看護は、一人ひとりの利用者ごとに、別の機関の医療職や地域に点在するさまざまな職種（ケアマネジャー・介護職員・行政・医療機器メーカーなど）とチームを組んで仕事をします。これら多くの職種の役割を理解し、タイムリーな連携を図ることで、利用者へのよりよい看護の提供につながります。

● **知る・理解するために**

・医療機関等での研修や勉強会や交流会に参加してみよう
　　現場で仕事するときとは違った、相手の人となりに触れる機会かもしれません。普段、電話でのやりとりが主な人たちと顔を合わせておくと、その後の連携のしやすさにつながります。名刺を持参することを忘れないようにしましょう。

・病院の症例カンファレンスに参加してみよう
　　病院・在宅と双方の視点を確認し合うことで、ケアの内容をより高められる利点があります。事例のフィードバックも双方に学びが得られます。

・介護・福祉関連の雑誌や書籍などにも目を通してみましょう
　　相手の仕事を知ることができます。

● **情報共有の際の配慮**

・電話・メール・FAX などの返信は早めにするように心がけよう
　　相手の仕事に支障をきたさない配慮をしましょう。情報共有のための方法は、電話やメール、FAX、ICT などさまざまです。内容や緊急

度を考慮して使うツールを選択しましょう。
・介護・福祉職とのやりとりの際には用語に気をつけましょう
　医療用語は使わずに、相手が理解できるよう、わかりやすい言葉選びをしましょう。
・医療的ニーズの高い利用者の介入初期や、終末期、状態が不安定なときは、積極的にケアマネジャーと介護職員の困りごとや不明点を確認しましょう
　あらかじめ予測される変化を伝え、助言・提案しておくことも大切です。

● **次につなげるために**
・看取りで訪問が終了した際など
　チームで振返りのカンファレンスを開催してみましょう。悲嘆のプロセスを分かち合うことができます。メンバーそれぞれの達成感や今後の仕事への励みにもなるかもしれません。
・フィードバック
　円滑にいったこと、有益だった情報（退院時看護サマリーの内容など）について積極的に相手にフィードバックしましょう。

● **その他**
・急な対応に感謝を伝えましょう
　利用者の状態変化による介護職員の訪問調整、福祉用具の導入・変更などの際は、遅い時間の対応も少なくありません。
・期間があいて、再び同じチームを組む際には「以前〇〇さんの件でお世話になりました、〇〇です」と挨拶をしましょう。

（出水　順子）

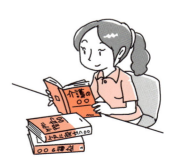

22 連絡ノートの活用方法は

客観的に書いてケアの振り返りに役立てよう

● **コミュニケーションツール**

　近年、わが国では家族の形態が変化してきています。厚生労働省の「国民生活基礎調査」によると、2017年度の平均世帯人員は2.47人で、年々減少しています。

　訪問すると利用者が1人でいることもよく見受けられます。急を要するときは家族に電話で用件を伝えますが、そうでないときには連絡ノートはとても役立ちます。連絡ノートとはご自宅においてあるノートに利用者の情報を記載するものです。医師、介護職員、訪問入浴、リハビリスタッフ※など他職種との情報共有にもなるでしょう。家族や他職種からの反応によって、どれくらい関心をもって家族が介護しているか、他職種はどのようなケアをしているのかがわかります。普段会えない家族とは、ノートのやりとりで信頼関係の構築につながります。

※理学療法士、作業療法士、言語聴覚士

● **具体的な書き方**

・利用者側でノートを用意してもらいます。
・日付・滞在した訪問時間・所属
・バイタルサインの値(体温○℃、脈拍○回/分、血圧○/○、呼吸○回/分、酸素飽和度○%)
・実施したケア、利用者の状態、気づいたこと、連絡事項、用意してほしい物品

などを書き入れます。

● **客観的事実**

実施したケアの内容を記載すると、客観的事実として残ります。後々なにかあったときに証拠として参考になり、ケアの振り返りにも役立ちます。

● **注意点**

①専門用語は避ける

ノートは看護師間だけの申し送りではありません。家族や他職種が見てもわかりやすい言葉を使いましょう。

②誰が見てもわかりやすい表現の文章にする

③相手の立場を尊重した言い回しにする

ノートで情報共有する人たちは、皆同じチームの一員です。命令形や上から目線の表現は避けるよう心がけます。

（綱島亜希子）

連絡ノートの例

10/8　○○訪問看護ステーション　鈴木
11：00～12：00
体温 36.1℃　脈拍 64 回 / 分
血圧 120/66　呼吸 14 回 / 分
酸素飽和度 95%

本日、足湯をしました。足の先が冷たくて痛いとおっしゃっていましたが、足湯の後は足が温かくなり痛みがおさまりました。歩くときにふらつくことがあります。転ばないように注意してください。
次回、爪切りのご用意をお願いします。

10/15　○○訪問看護ステーションさんへ
爪切り用意しました。最近よくふらついているので、転ばないよう気をつけてみていきます。昨日、腕に湿疹ができていたのでみてください。
　　　　　　　　　　　　　　　　　　　　　　　　　　　　佐藤

23 他職種が参加するカンファレンスに臨むときには

挨拶は自分から。共通言語で話してみよう

　カンファレンスと一言で言ってもいろいろな種類があります。
　退院前カンファレンスやサービス担当者会議、連携会議や事例検討会などさまざまです。

● **準備するもの**

　必ず名刺を持っていきましょう。顔写真入りの社員証があれば、相手から見えるところに身に着けます。
　退院前カンファレンス時には、退院時共同指導加算を算定するために書面が必要です。忘れずに持っていきましょう。
　会議の内容をまとめるための記録用紙と筆記用具も必要です。

● **会議に臨むにあたってのマナー（服装など）**

　病院から依頼を受けて伺う退院前カンファレンスのときにはきちんとしたジャケットを着ることが基本です。病院に行くときはあまり音の響かない靴を履いていきましょう。ハイヒールやサンダルなどは仕事の場では不適切です。訪問看護ステーションの代表として行くので、人に見られて恥ずかしくない服装を心がけましょう。急な会議などに備えて、職場に一着、黒や紺、グレーのジャケットを置いておくと対応できて便利です。
　利用者の自宅で開かれるサービス担当者会議は、訪問看護の後の時間などに合わせて開かれることも多いため、普段の訪問時のユニフォームで大丈夫ですが、会う機会のあまりない家族やケアマネジャー、サービス提供責任者などもいらっしゃる場ですので、清潔感のある服装や髪型

を心がけてください。病院と違って白衣がないので、その場のTPO（時と場所と場合）に合わせた服装が大切です。

　挨拶は自分からするようにしましょう。「〇〇訪問看護ステーションから参りました××です」と笑顔で声をかけ、はじめて会う人には名刺を渡して挨拶をしましょう。それぞれの役割を確認するためにも大切なことです。

● **共通言語で話す**

　会議に参加する人の職種や背景はさまざまです。医師や看護師、病院のソーシャルワーカーなどのほか、利用者や家族、ケアマネジャー、相談支援員、介護職員、薬剤師、対象者が子どもの場合は学校の先生や児童相談所の職員が同席の場合もあります。各々の立場から意見交換をすることが求められますので、専門的な医療用語を使うことは控えましょう。相手の立場に立って考える視点が大切です。同じ看護師同士でも、病院の看護師と地域の訪問看護師では考え方や看護の視点も異なります。特に訪問看護の初回導入時の退院前カンファレンスなどでは、訪問看護とはどんなものかわからない利用者がほとんどです。訪問看護師の立場から、利用者のためにどんな手伝いができるかをわかりやすく伝える努力が必要です。

（宮本　晶）

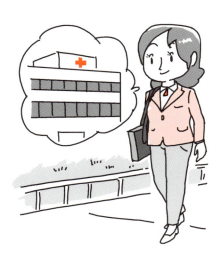

24 より訪問看護の勉強をしたくなったら

OJTとoff-JTで効果的に

訪問看護師としての研鑽義務と学習方法

　近年、在宅療養者は急増・重度化・多様化・複雑化しており、医療ニーズの高い利用者が増え、重度の障がいのある小児や精神障がい者や認知症など多様であり、家族介護基盤の弱体化も加わり複雑化した多問題を有する利用者が少なくありません[1]。そのため、訪問看護師には幅広い知識と技術が必要であり、常に学び続ける姿勢が大切です。

　「看護者の倫理綱領」第8条[2]には「看護者は、常に、個人の責任として継続学習による能力の維持・開発に努める」と看護師の研鑽義務が示されています。その方法として、自施設の現任教育のプログラム、都道府県看護協会が開催する研修、専門分野の学会・研究会、および各種研修などの継続学習の機会を積極的に活用することがあげられています。

● **現任教育（OJT）**

　On the job training（OJT）は施設内教育として職場で先輩看護師などから直接受けるものです。具体的には、当財団が配信しているeラーニングを活用したり、所内勉強会、同行訪問、技術練習などがあげられます。クリニカルラダーを活用している施設では内容に沿った学習も含まれるでしょう。

　基本的には日々の業務として、多くの利用者を受け持たせていただくなかで訪問看護師自らが学習を進めていき、利用者・家族・キーパーソ

ンや関連職種から多くのことを学ばせていただきましょう。訪問は1人で行うことが多いですが、なるべく複数の看護師にかかわってもらい意見交換ができるとよいと思います。提供する看護に正解はなく、基本的な疾患の知識と標準看護計画を踏まえながら、利用者に提供する看護として何が最適かを常に考え続けていくことが必要です。

● **研修、学会・研究会**

訪問看護師が利用できる研修会として、連携医療機関が企画するものや地域の勉強会への参加、当財団や全国訪問看護事業協会の研修、無料で受講できるナースプラザの研修などがあります。また、関心に応じて学会にも参加すると最新の知見が得られます。訪問看護師が参加する学会としては、日本在宅看護学会、日本在宅ケア学会が代表的ですが、ほかにも日本褥瘡学会、難病看護学会、日本重症心身障害学会、日本精神保健看護学会などさまざまな学会があります。さらに、例えばリンパ浮腫セラピストの資格を所有する訪問看護師が浮腫に悩む利用者の心強い味方となるように、関心がある領域について資格や研修がないか調べてみてもよいでしょう。

● **参考にしたい図書**

・日本訪問看護財団監『訪問看護基本テキスト総論編・各論編』日本看護協会出版会、2018年
・日本訪問看護財団監『新版 訪問看護ステーション開設・運営・評価

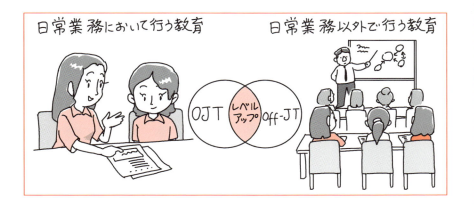

マニュアル　第3版』日本看護協会出版会、2016年
・雑誌『訪問看護と介護』
・雑誌『コミュニティケア』

認定看護師・専門看護師・特定行為研修制度

「訪問看護アクションプラン2025」[3]では、「訪問看護の質の向上」を2025年に向けたアクションプランの1つにあげています。そのために、健康の維持・回復、生活や穏やかな人生の最終段階を支える視点をもつ専門家の育成として、「在宅ケアに従事する認定看護師・専門看護師を増やす」こと、「訪問看護師が適切な判断力を身につけ、特定行為についても安全に実施するために、必要な研修を受講できる体制を整備する」ことなどが示されています。ここであがった認定看護師、専門看護師、特定行為研修制度について説明していきます。

● **専門看護師**

①専門看護師とは

　専門看護師は「日本看護協会専門看護師認定審査に合格し、複雑で解決困難な看護問題を持つ個人、家族及び集団に対して、水準の高い看護ケアを効率よく提供するための、特定の専門看護分野の知識及び技術を深めた者」[4]と定義され、実践・相談・調整・倫理調整・教育・研究という6つの役割を果たすことで、施設全体や地域の看護の質の向上に努めます。

②専門領域

　13分野が認定されており、2018年12月時点で2,279名の専門看護師が全国で活動しています[5]。日本看護協会の分野別都道府県別登録者検索[6]から得た訪問看護ステーションに所属する専門看護師は次のとおりです。

訪問看護ステーションに専門看護師が在籍していることはまだ少ない状況です。卓越した看護実践により利用者・家族に提供する看護の質が高まり、同時に周囲のスタッフにとっても大きな学びとなり刺激となっています。

訪問看護ステーションに所属する専門看護師　54名（2019年2月時点）

分野	在宅看護	がん看護	地域看護	精神看護	老人看護	小児看護	慢性疾患看護	家族支援
人数	20	17	6	6	2	1	1	1

＊母性看護、急性・重症患者看護、感染症看護、遺伝看護、災害看護の分野は0名

③資格取得の方法

看護師免許取得後に通算5年以上の実践研修をしていること（そのうち通算3年以上は専門看護分野の実務研修であること）、看護系の大学院で修士課程を修了（最短で2年間）して、専門看護師教育課程基準の所定の単位（総計26単位または38単位）を取得した後に、専門看護師認定審査に合格することで取得できる資格であり、資格の更新は5年ごとです[4]。

専門領域の特論や演習、実習のみでなく看護管理学や教育学などを選択できたり、看護倫理や看護研究なども学ぶことができます。大学院ごとに開講しているカリキュラムが異なりますので、いろいろな学校を見比べてみましょう。また、大学院進学のためには、基本的には学士の資格が必要ですが、免除される場合もあるため、各大学院の募集要項を確認してみてください。

● **認定看護師**

①認定看護師とは

認定看護師は、「日本看護協会認定看護認定審査に合格し、ある特定の看護分野において、熟練した看護技術と知識を用いて、水準の高い看護実践ができる者」[7]と定義され、実践・指導・相談の3つの役割を果たすことで看護に質の向上に努めます。

②特定分野

21分野が認定されており、2018年7月時点で19,835人の認定看護師

が全国で活動しています[8]。日本看護協会の分野別都道府県別登録者検索[6]から得た訪問看護ステーションに所属する認定看護師は次のとおりです。

訪問看護ステーションに所属する認定看護師　621名（2019年2月時点）

分野	訪問看護	緩和ケア	皮膚・排泄ケア	認知症看護	がん性疼痛看護	摂食・嚥下障害看護	感染管理	慢性呼吸器疾患看護
人数（名）	338	140	44	26	22	17	6	6
分野	集中ケア	がん化学療法看護	脳卒中リハビリテーション看護	糖尿病看護	救急看護	小児救急看護	透析看護	乳がん看護	新生児集中ケア
人数（名）	5	3	4	3	2	2	1	1	1

＊不妊症看護、手術看護、がん放射線療法看護、慢性心不全看護の分野は0名

　私は皮膚・排泄ケア認定看護師とともに働く機会がありますが、褥瘡・創傷処置、ポジショニング、シーティングに関して必ず力になってくれますし、利用者にとってもよい結果をもたらすと実感しています。そのため、迅速に具体的解決案を提示してくるのが認定看護師であるという印象をもっています。

③資格取得の方法

　看護師免許取得後、実務経験通算5年以上あり（うち3年以上は認定看護分野の実務経験）、日本看護協会が定める615時間以上の認定看護師教育（6か月以上の昼間の教育が原則）を修め、認定看護師認定審査に合格することで取得できる資格であり、資格の更新は5年ごとです[7]。

④今後の認定看護師制度

　認定看護師制度は、これからの超高齢社会に向けた医療ニーズの変化を背景に再構築され2020年度から新たな認定看護教育が開始されることが予定されています。認定看護師教育に特定行為研修を組み込むことで臨床推論力と病態判断力を強化し、あらゆる場のニーズに応えられる認定看護師を養成し、また、現在ある認定看護分野を基盤として、地域へと広がる医療ニーズに貢献できる編成等を考慮し分野を再編するよう

です[9]。

認定看護師制度に関する最新の情報は日本看護協会ホームページ（https://www.nurse.or.jp/）を参照してください。

● **特定行為研修制度**[10]

チーム医療の推進と、看護師が役割をさらに発揮するために2015年10月より「特定行為に係る看護師の研修制度」が創設されました。特定行為とは、診療の補助であり、看護師が手順書（医師又は歯科医師が看護師に診療の補助を行わせるために、その指示として作成する文書であって、「看護師に診療の補助を行わせる患者の病状の範囲」、「診療の補助の内容」等が定められているもの）により行う場合には、実践的な理解力、思考力および判断力ならびに高度かつ専門的な知識及び技能が特に必要とされる38行為21区分を指します。この行為には、持続点滴中の高カロリー輸液の投与量調整、脱水症状に対する輸液による補正、気管カニューレの交換、胃瘻や腸瘻カテーテル交換、膀胱瘻カテーテル交換、褥瘡又は慢性創傷の治療における血流のない壊死組織の除去といった在宅でニーズの高い特定行為も含まれます。

看護師が手順書により特定行為を行う場合には、特に必要とされる実践的な理解力、思考力および判断力ならびに高度かつ専門的な知識及び技能の向上を図るための特定行為研修の受講が必要となります。指定研修機関は大学院、大学、病院、団体などさまざまです。詳細は看護師の特定行為研修制度ポータルサイト（http://www.nurse.or.jp/nursing/education/tokuteikenshu/portal/index.html#）を参照してください。

（小川　裕美）

【引用文献】
1）日本看護協会、日本訪問看護財団、全国訪問看護事業協会：訪問看護アクションプラン2025、p3、2017年
　http://www.jvnf.or.jp/2017/actionplan2025.pdf（2019年2月アクセス）
2）日本看護協会：看護者の倫理綱領、2003年
　https://www.nurse.or.jp/nursing/practice/rinri/rinri.html（2019年2月アクセス）

3）前掲 1）、p11
4）日本看護協会：専門看護師（Certified Nurse Specialist）への道
　http://nintei.nurse.or.jp/nursing/wp-content/uploads/2017/12/CNS_miti-2017_20171227.pdf（2019 年 2 月アクセス）
5）日本看護協会：都道府県別専門看護師登録者数
　http://nintei.nurse.or.jp/nursing/wp-content/uploads/2019/01/CNS_map-201812.pdf（2019 年 2 月アクセス）
6）日本看護協会：資格認定制度 専門看護師・認定看護師・認定看護管理者 分野別都道府県別登録者検索
　http://nintei.nurse.or.jp/certification/General/GCPP01LS/GCPP01LS.aspx
　（2019 年 2 月アクセス）
7）日本看護協会：認定看護師（Certified Nurse）への道
　http://nintei.nurse.or.jp/nursing/wp-content/uploads/2018/08/CN_miti-20180808.pdf（2019 年 2 月アクセス）
8）日本看護協会：都道府県別認定看護師登録者数
　http://nintei.nurse.or.jp/nursing/wp-content/uploads/2018/07/CN_map201807.pdf（2019 年 2 月アクセス）
9）日本看護協会：認定看護師制度の再構築
　https://www.nurse.or.jp/nursing/cn/airing/pdf/leaflet.pdf（2019 年 2 月アクセス）
10）日本看護協会：看護師の特定行為研修制度ポータルサイト
　http://www.nurse.or.jp/nursing/education/tokuteikenshu/portal/index.html#
　（2019 年 2 月アクセス）

25 訪問看護で研究するには

身近な事例研究からはじめよう

　訪問看護師の実践を第三者に知ってもらうため、利用者・家族へ提供する看護の質を向上させるために研究を行うことは有効な手段です。「看護者の倫理綱領」11条[1]には「看護者は、研究や実践を通して、専門的知識・技術の創造と開発に努め、看護学の発展に寄与する」とあります。看護者は、研究や実践に基づき、看護の中核となる専門的知識・技術の創造と開発を行い看護学の発展に寄与する責任を担っています。

　日々の実践のなかで疑問に思っていることや、気づいたこと、問題だと感じたことがあれば研究テーマになる可能性があります。研究を経験したことのある周囲のスタッフや管理者などに相談しながら進めてみましょう。自分が読みやすいと感じる研究方法に関する書籍や、訪問看護師が投稿している研究論文などを参考にするのもよいと思います。

● **事例研究**

　まず、身近な事例研究に取り組んでみましょう。

※当財団では「訪問看護等在宅ケア研究助成」を行っています。詳細はホームページをご覧ください。　　　　　　　　　　　　（小川　裕美）

日本訪問看護財団ホームページ「調査研究助成事業」

https://www.jvnf.or.jp/kenkyujyosei.html

【引用文献】
1）日本看護協会：看護者の倫理綱領、2003年
　　https://www.nurse.or.jp/nursing/practice/rinri/rinri.html（2019年2月アクセス）

おわりに

　『はじめての訪問看護』を最後までお読みいただきありがとうございました。
　訪問看護を行ううえでの活動や工夫について知っていただいた今、どんなお気持ちでしょうか。

　訪問看護師は、それぞれの家庭のやり方を尊重し在宅で療養している方とご家族に看護を提供します。沈丁花（ちんちょうげ）の甘い香りや、若葉の香りなど、訪問看護師自身が感じる季節感を同時に利用者やご家族に届けます。

　はじめて利用者のお宅に訪問するとき、ドアをノックするとき、緊張しますが、それが日々やりがいになり、「看護師さん、また待ってるね」「ありがとう」この言葉で、笑顔を残し、訪問を終えることができます。

　看護学校で習ったと思いますが、ナイチンゲールは環境を整える重要性を教えてくれました。このナイチンゲールの看護を訪問看護師は日々実践できます。

　戸惑うこともちろんあります。でも、それ以上に訪問看護師やケアマネジャー、介護職員、医師などがチーム一丸となって、利用者とご家族の望む生活をクリエイトして行くことは訪問看護師としてやりがいにつながります。日々一緒に考え相談に乗ってくれる多くの職場の仲間がいます。

　この本を読んでくださった方が、1人でも多く訪問看護師になってくださることを、訪問看護を楽しんで続けてくださることを期待しています。

2019年3月吉日

公益財団法人日本訪問看護財団

編集・執筆者一覧

■編　集
公益財団法人日本訪問看護財団
佐藤美穂子　　常務理事
菊地よしこ　　事業部課長

■執　筆
公益財団法人日本訪問看護財団
大橋　美和

公益財団法人日本訪問看護財団立おもて参道訪問看護ステーション
岡橋　彰代
貝瀬　弘子
小巻美穂子
高橋　洋子　　所長
竹内真由美
田中　貴子
戸松　慶子
山本　尚子　　副所長

公益財団法人日本訪問看護財団立あすか山訪問看護ステーション
石田恭仁子
小川　裕美
河西真理子
島村美智子
瀧井　望　　　副所長
田中　由美
田部井昌子　　（前・公益財団法人日本訪問看護財団立あすか山訪問看護ステーション）
綱島亜希子
坪坂　由希
出水　順子
永井　千恵
畝本　恵子
前田あゆみ　　（前・公益財団法人日本訪問看護財団立あすか山訪問看護ステーション）
松尾　萌
宮本　晶

公益財団法人日本訪問看護財団立刀根山訪問看護ステーション
長濱あかし　　統括所長
松山千華子　　所長

公益財団法人日本訪問看護財団立訪問看護ステーションひなたぼっこ
西村　順子　　統括所長

はじめての訪問看護
おさえておきたい心がまえと仕事術

2019年4月25日　初版発行
2023年6月5日　初版第4刷発行

編　集　公益財団法人日本訪問看護財団
発行者　荘村明彦
発行所　中央法規出版株式会社
　　〒110-0016　東京都台東区台東3-29-1　中央法規ビル
　　TEL 03-6387-3196
　　https://www.chuohoki.co.jp/

印刷・製本　広研印刷株式会社
装丁・本文デザイン　クリエイティブセンター広研
編集協力　木野まり
ISBN978-4-8058-5865-3

定価はカバーに表示してあります。
本書のコピー、スキャン、デジタル化等の無断複製は、
著作権法上での例外を除き禁じられています。
また、本書を代行業者等の第三者に依頼してコピー、スキャン、デジタル化することは、
たとえ個人や家庭内での利用であっても著作権法違反です。
落丁本・乱丁本はお取り替えいたします。
本書の内容に関するご質問については、下記URLから「お問い合わせフォーム」に
ご入力いただきますようお願いいたします。
https://www.chuohoki.co.jp/contact/